后浪出版公司

ABC of
Alcohol 5th Edition

ABC酒精性疾病

第5版

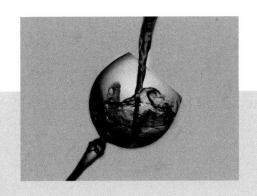

［英］安妮·麦克卡尼（Anne McCune） 著

蒋贤高　主译

科学技术文献出版社
SCIENTIFIC AND TECHNICAL DOCUMENTATION PRESS

·北京·

WILEY

图书在版编目（CIP）数据

ABC酒精性疾病：第5版 /（英）安妮·麦克卡尼（Anne McCune）著，蒋贤高主译.—北京：科学技术文献出版社，2020.7

书名原文：ABC of Alcohol，5th Edition

ISBN 978-7-5189-5657-9

Ⅰ.①A… Ⅱ.①安… ②蒋… Ⅲ.①醇中毒 Ⅳ.①R595.6

中国版本图书馆CIP数据核字（2019）第122383号

著作权合同登记号　图字：01-2019-1817

Anne McCune

ABC of Alcohol，5th Edition

Copyright©2015 by John Wiley & Sons Ltd.

ISBN 9781118544792

ABC酒精性疾病（第5版）

责任编辑：李　丹　王梦莹		责任出版：张志平		筹划出版：银杏树下	
出版统筹：吴兴元		营销推广：ONEBOOK		装帧制造：墨白空间	

出　版　者　科学技术文献出版社

地　　　址　北京市复兴路15号　邮编 100038

编　务　部　（010）58882938，58882087（传真）

发　行　部　（010）58882868，58882870（传真）

邮　购　部　（010）58882873

销　售　部　（010）64010019

官方网址　www.stdp.com.cn

发　行　者　科学技术文献出版社发行　全国各地新华书店经销

印　刷　者　北京盛通印刷股份有限公司

版　　　次　2020年7月第1版　2020年7月第1次印刷

开　　　本　710×1000　1/16

字　　　数　228千

印　　　张　15.5　彩插 8面

书　　　号　ISBN 978-7-5189-5657-9

定　　　价　60.00元

版权所有　违法必究

购买本图书，凡字迹不清、缺页、倒页、脱页者，请联系销售部调换

译者名单

主　译　蒋贤高

副主译　张延如

译　者（按姓氏笔画排序）

刘　宁　贵州民族大学

张　艳　乐山市人民医院

张延如　青岛大学药学院

胡日旺　大同市第四人民医院

蒋贤高　温州市中心医院

原著者名单

Jane Alty

Consultant Neurologist, Leeds Teaching Hospitals NHS Trust; Honorary Senior Lecturer, University of Leeds, Leeds, UK

Eric Appleby

Formerly Chief Executive, Alcohol Concern, London, UK

Rachel Bradley

Consultant in Elderly Care, University Hospitals Bristol, Bristol Royal Infirmary, Bristol, UK

Adrian Brown

Team Leader, Drug and Alcohol Liaison, Alcohol Specialist Nurse, St George's Healthcare NHS Trust, London, UK

William Christian

Consultant in Paediatric Emergency Medicine, Bristol Royal Hospital for Children, Bristol, UK

Jeremy Cosgrove

Neurology Specialist Registrar, Leeds General Infirmary, Leeds, UK

Anne Frampton

Consultant in Emergency Medicine, Bristol Royal Infirmary, Bristol, UK

Carsten Grimm

General Practitioner; Clinical Lead, Alcohol Treatment Service, Locala CIC Kirklees; RCGP Clinical Lead Alcohol Certificate (job share), RCGP Clinical Commissioning Champion, Kirklees, UK

Dan Harris

Consultant in Emergency Medicine, Kingston Hospital NHS Trust, Kingston upon Thames, Surrey, UK

James S. Huntley

Consultant Orthopaedic Surgeon and Honorary Clinical Associate Professor, School of Medicine, University of Glasgow, Glasgow, UK

Yasmin Ismail

Specialist Registrar in Cardiology, Bristol Heart Institute, Bristol, UK

Paul Jordan

KTP Research Associate, Violence and Society Research Group, Cardiff University School of Dentistry, Cardiff, UK

Nitin Kumar

Cardiology Speciality Registrar, Bristol Heart Institute, Bristol, UK

Anne McCune

Consultant Hepatologist, Department of Hepatology, Bristol Royal Infirmary, University Hospitals Bristol NHS Foundation Trust, Bristol, UK

Peter McGovern

F2 Doctor – Severn Deanery, Queen's University Belfast, Belfast, UK

Zulfiquar Mirza

Consultant A&E Medicine, West Middlesex University Hospital, Isleworth, Middlesex, UK

Kieran J. Moriarty

Consultant Gastroenterologist, Alcohol Service Lead, British Society of Gastroenterology, Bolton NHS Foundation Trust, Bolton, UK

Alex Paton

Retired consultant physician, Oxfordshire, UK

Jarrod Richards

North Bristol NHS Trust, Southmead Hospital, Bristol, UK

John B. Saunders

Professor and Consultant Physician in Addiction Medicine and Internal Medicine, Disciplines of Addiction Medicine and Psychiatry, Sydney Medical School, University of Sydney, NSW; and Centre for Youth Substance Abuse Research, Faculty of Health Sciences, University of Queensland, Brisbane, QLD, Australia

Jonathan Shepherd

Vice Dean, Professor of Oral and Maxillofacial Surgery, Cardiff University School of Dentistry, Cardiff, UK

Julian Strange

Consultant Cardiologist, Bristol Heart Institute, Bristol, UK

Nicola Taylor

Clinical Teaching Fellow, Honorary Clinical Lecturer, University of Bristol, Bristol, UK

Robin Touquet

Emeritus Professor of Emergency Medicine, Imperial College London, London, UK

Sian Veysey

Consultant in Emergency Medicine, Bristol Royal Infirmary, Bristol, UK

Sarah L. Williams

Senior health information officer, Cancer Research UK, London, UK

第5版前言

在《ABC酒精性疾病(第4版)》出版10余年之际,我很荣幸继Alex Paton和Robin Touquet之后受邀担任这一新版本的主编。Alex和Robin不仅在医疗事业享有十分杰出的成就,对酒精相关性疾病知识的传播和教育还有无限的热情。

本书的内容和精神仍与第4版保持高度一致,Alex和Robin明智的观点仍继续影响着本版。我们三人仍然致力在了解和处理酒精滥用的危害方面,培养新一代医学和护理专业学生、医院和初级保健医生及专职医疗从业人员。对经验丰富的酒精性疾病领域相关护理专家、社会工作者、行政官员及其他对酒精性疾病领域较不熟悉的人群而言,本书可能也颇有吸引力。

可悲的是,酒精滥用影响社会的方方面面。目前,在全球范围内,酒精是导致个体在60岁前死亡最主要的单一危险因素,这一事实相当惊人。根据最新的患者转归与死亡机密调查(the National Confidential Enquiry into Patient Outcome and Death,NCEPOD)报告(2013年统计数据),英国死于酒精性肝病患者曾接受的护理质量令人警醒和不安。作为一名肝病专家,我对该报告内容更为重视,我的言论也并非危言耸听。因为它的核心主题是基层医疗中反复错过了筛查和识别酒精损害的机会,造成了很多本可以避免的悲剧。令人失望的是,仅有不到半数的入院患者有详细的酒精性疾病病史记录,或曾进行酒精依赖或戒断的风险评估。按照常规,所有接受医院服务的患者都应被例行筛查是否存在酒精滥用,而所有临床工作人员都应有能力对酒精依赖及戒断状况进行简单的评估。可悲的是,许多医护专业人员仍忽视这一重要任务,有时是因为他们认为这不是他们的职责,但更多情况下是因为他们缺乏胜任这项工作必需的技能和信心。从某种程度上讲,新版《ABC酒精性疾病》正为再度关注这一未被满足的培训需求而设计。

在第5版中，我们对大部分章节进行了修订和更新，同时还增加了10个新章节，包含丰富的信息。本书虽然文字简洁，但内容绝非无足轻重，而且仍是所有酒精相关性疾病工作者的无价之宝，无论对经验丰富的从业人员还是对初学者而言都具有吸引力。

特别感谢对本书作出贡献的临床专家和学者，他们对我的见解做出了极其出色的回应，并从一开始就提供了远超想象的帮助。我同样感谢 Wiley 出版公司的工作人员，他们在整个编辑过程中不懈指导，全心全意地支持我完成编写这一新版本的心愿，对此，我感激不尽。

Anne McCune

2015年2月

第 4 版前言

现在（2005年）距上一版《ABC 酒精性疾病》出版（1994年）已10年有余，然而酒精滥用的问题并没有消失；事实上，有统计数据显示，这一问题越来越频繁地出现。酗酒的流行，女性（她们尤其易受身体伤害）饮酒行为急剧上升，以及酒精相关的暴力行为日益增多，越来越引起大众的关注。鉴于酒精饮料中的卡路里，酒精参与助长当前肥胖症的流行未必只是臆想。与大多数人一样，我们喜欢饮酒，但亲眼目睹了酗酒造成的诸多危害后，我们尽力对酒精及其影响作出介绍。这不仅能让卫生专业人员有所了解，而且可能有助于非专业人员和政府为其采取行动提供证据。

《ABC 酒精性疾病》首次出版时，目的在于鼓励医生重视酒精滥用，并将其作为专业实践的合理部分。不幸的是，这一目标尚未充分实现：在某些方面，医生仍对该现象置之不理。这主要是因为，医疗卫生工作者对酒精滥用如何影响个体和社会的认识不足，从而缺乏应对酒精滥用的信心。《ABC 酒精性疾病》一书旨在弥补该项不足，并指出对患者实行同情管理（尤其是在早期发现时实行）将大有裨益。

每所医学院都应纳入酒精滥用的预防和管理的课程，在每个医院科室和全科实践中都有大量的教学机会。《ABC 酒精性疾病》中现有章节已被广泛修订，并增加了重要章节阐述酒精对事故、急诊和部分外科手术的影响，还增加了酒精与合法及违禁药物相互作用潜在危险的相关内容。酒精滥用确实是每位医生都应当关心和处理的问题。

最后，我们收到了各学科卫生和社会专业人员对《ABC 酒精性疾病》的价值做出的鼓舞人心的评论。由于目前英格兰和威尔士有500余家志愿性酒精机构处理酒精问题，这些机构更具社会属性而非医疗属性。为此，我们已经尽力拓宽医患模式，以囊括各种酒类工作人员及其客户。我们相信，未来，酒精饮料服务的成功依赖于相关领域医生和工作人员之间更加密切的合作；

后者应能向初级医疗保健机构和医院提供专业意见。

特别感谢 Sally Carter 的密切参与和建设性帮助，以及 Samuel Groom 在这一新版本编写工作中提供的技术支持。

Alex Paton

Robin Touquet

目　录

第一章 酒精使用：消费量与医疗支出

Peter McGovern 和 Eric Appleby

概述

1. 全球饮酒量的变化。
2. 全球酒精相关性疾病的发病率和死亡率。
3. 发展中国家酒精滥用的负担和影响与日俱增。
4. 饮酒导致的健康支出日益上升。

一、引言

酒精滥用的问题不仅仅限于其所造成的生理和心理后果。酒精的过度消费与成瘾是一个全球性的健康挑战。酒精所造成的社会后果影响着社会的各个阶层，而且其在个人和群体层面带来的影响同等重要。在英国，酒精滥用已被列为英国国家医疗服务体系（National Health Service, NHS）预算的负担之一（图1.1）。另外，酒精滥用还严重阻碍了资源匮乏国家的发展。只有了解过度饮酒的本质，卫生专业人员才能够担任国内外资源利用最大化的倡导者。

二、消费模式

尽管在20世纪英国的人均饮酒量从未超过中等水平，但由于饮酒模式和风格发生了变化，所以我们仍然认为英国存在较为棘手的酒精问题。英国在20世纪上半叶的饮酒相对节制，但在第二次世界大战后10年内急剧上升，人均消费量几乎翻倍。英国北部地区上升最明显，且与欧洲南部饮酒量下降趋势呈现分歧。目前，英国可乐观看待饮酒问题。2008年以来，成人饮酒比例呈下降趋势。1998年，75%的男性和59%的女性曾在接受健康调查前一周内有饮酒情况。2011年，这一比例降至66%（男性）和54%（女性）。在过去的10年里，学龄儿童中承认经常饮酒的人数下降了16%。人们的态度也正发生变化，能够接受学龄儿童饮酒的年轻人有所减少（9%，2003—2010）。然而不幸的是，这一年龄组的意外事故和急诊就诊数尚未随之减少。

曼彻斯特酒精相关医疗费用估计为3 910万英镑，相当于每个成年人95英镑

930 万英镑 意外事故与急诊（A&E）费用	2 510 万英镑 住院费用	470 万英镑 门诊费用

不同原因的酒精相关性住院费用

940 万英镑 完全归因于酒精的住院病例	1 580 万英镑 部分归因于酒精的住院病例

不同性别人群的酒精相关性住院费用

1 670 万英镑 男性患者住院费用	840 万英镑 女性患者住院费用

不同年龄人群的酒精相关性住院费用

100 万英镑 16 ～ 24 岁	990 万英镑 25 ～ 54 岁	980 万英镑 55 ～ 74 岁	450 万英镑 75 岁以上

此示意图显示了2010—2011年住院患者和急诊患者就诊数据。对门诊患者就诊情况的估计基于伯明翰酗酒项目（1997—2004年）的标准、一般生活方式调查（2009年）的标准和地方酒精概况（LAPE）（2005年）估计的高危饮酒者数目。用2010—2011年的费用估算门诊费用

图1.1　酒精引起的医疗支出（曼彻斯特市，2010—2011）

来源：Alcohol Concern（2013），经 Alcohol Concern 许可转载。

（一）出生于婴儿潮时期的酗酒者

然而，英国的问题饮酒者群体正在迅速变化。20世纪90年代的酗酒文化对医疗保健造成的巨大开支传统上与16 ～ 24岁年龄段人群有关。目前，55 ～ 74岁年龄段人群的医疗开支已超过了这一年龄段。55 ～ 74岁年龄段人群每年住院花费8.256亿英镑，该费用是年轻患者的10倍。这组中年饮酒者通常属于中产阶级，饮酒量一度超过推荐限值，且医疗需求最复杂。尽管这个年龄组（他们通常已为人父母）的饮酒量上升，但与此同时，年轻人的消费量在下降。酗酒的文化仍然广泛影响着年轻人，但对学龄儿童的影响较小 ——他们须通过父母购买酒精饮料，而不是使用自己的收入主动购买（Bellis 等，2007）。

（二）酒精与低等、中等收入国家

自酿酒、非法生产的酒类或违背政府管控出售的酒类在全球占较大比例（24.8%）。这种未被管制记录的酒类在低中等收入国家存在更为普遍。在那些国家不受管制的酒精饮料生产作坊甚至多于受管制的酿酒商。在地中海东部和东南亚，酒精消费量占总消费量的50%以上［世界卫生组织（World Health Organization，WHO），2014］。在印度自制烈酒所占的比例尤其高。尽管有可能转变成商业化的酒类生产模式，在早期经济发展过程中饮酒情况仍可能恶化。Reily 和 Marshall 对中等收入国家所做的一项综述表明，伴随经济发展，酒精饮料的生产转向产业化，这可能在人群中形成更持久的饮酒模式。因此，酒精性疾病日益被认定为一项健康挑战，成为资源贫乏地区流行病学转向非传染性疾病负担的表现之一。

目前，西方高收入国家酒精消费水平最高（图1.2，彩图见书末），但部分原因是非洲和东南亚地区的禁酒率较高。这就掩盖了如下事实：发展中国家禁酒率高的地区和人均酒精摄入量低的地区，每位饮酒者的平均酒精消费量往往更高。未来，世界范围内禁酒率如果稍有下降，即可能引起全球酒精性疾病负担大幅增加。

三、发病率和死亡率

众所周知，长期大量饮酒可能产生严重影响，甚至危及生命。人们对酒精所致的疾病谱（图1.3）和损伤风险明显增高时酒精摄入量低限知之甚少。酒精与健康之间的关系是复杂的。酒精相关性疾病呈直接的剂量－反应关系：饮酒量越大，所造成的损害就越大。这适用于肝硬化、高血压和出血性脑卒中。酒精性疾病由一系列的因素导致，这些因素可能"与消费水平和模式相关，但还有其他因素，如文化、法规和酒精饮料质量"（WHO，2011）。这些患者的死亡在没有酒精存在的情况下是不会发生的。有报告称，适量的酒精在心血管疾病中可发挥一定的有益效果；然而，目前的研究表明，人们可能高估了这一轻微的益处，专家们逐渐不再认同这种保护作用。

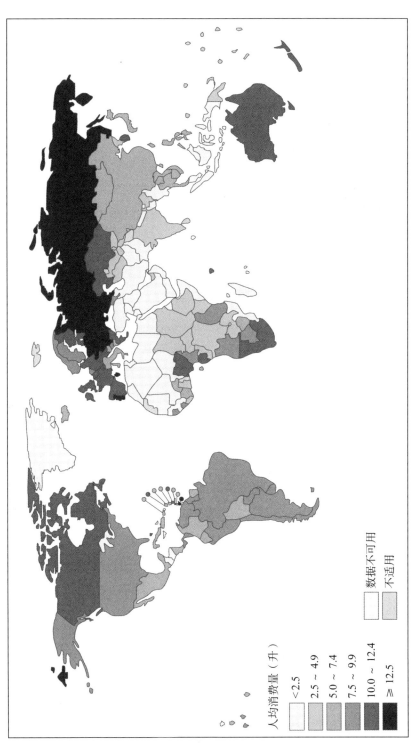

图1.2　人均酒精消费量（15岁以上；单位：升），2010

来源：WHO（2014），经 WHO 许可转载。

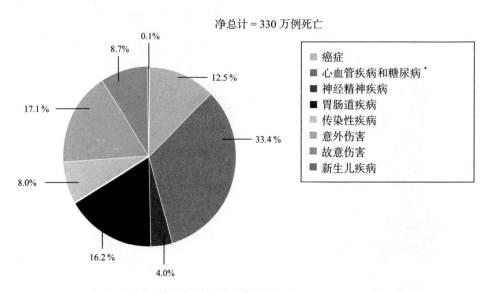

※ 包括低风险饮酒模式对某些疾病的有益影响

图1.3　归因于酒精的死亡分布，以可归因于酒精的死亡数占总疾病谱的百分比表示，2012　来源：WHO（2014），经WHO许可转载。

2012年，全球有330万例死亡可归因于酒精（WHO，2014），占当年全球总死亡数的5.9%，大于艾滋病、暴力和结核所致死亡的总和。酒精相关性死亡在男性中的发生率（占死亡总数的7.6%）较女性更高。人们认为，这是由于酒精相关的暴力、伤害和心血管疾病水平较高。同年，全球1.39亿伤残调整生命年（Disability Adjusted Life Years，DALY）可归因于饮酒，占全球疾病负担的5.1%。在高收入国家，酒精是继吸烟和高血压之后的第三大致残原因。众所周知，由于医生不愿将酒精认定为死亡原因，且酒精的致病作用难以确定，因而很难收集到可靠的数据。根据DALY估计，酒精占英国疾病负担的10%。在英格兰，每年约15 000名患者的死亡是酒精造成的（占总死亡数的3%），其中只有21%的死亡归因于酒精性肝硬化。

在全球范围内，更为丰沛的经济财富带来了更多酒精产生的负担，与这些地区上升的消费水平一致。然而，WHO新版《2014年关于酒精和健康的全球状况报告》表明，这种关系可能比我们所知的更为复杂。过去，低收入国家的酒精消费水平低，但每升被消费的酒精对应的可归因于酒精的疾病负担趋于增高（WHO，2014）。我们认为这与饮酒模式危险性增高相一致。令人担忧的是，经济发展迅速的中等收入国家，如印度和中国，有相对较高且逐渐增加的酒精相关性消费及死亡率（图1.4，彩图见书末）。俄罗斯及其周边国家的酒精相关性死亡率最高，1/5男性的死亡由酒精所致；在西伯利亚地区，酒精相关性死亡甚至占据男性死亡的1/2以上（Zaridze，2009）。在俄罗斯，乙醇替代物（非饮用目的）在酒精相关性危害中发挥了主要作用，医用酒精和香水也是常见且特别有害的原因。他们的效力通常是伏特加的两倍，存在特殊的健康风险（如致盲），是重要的黑市商品。苏联解体后，俄罗斯及其周边国家饮酒模式最大的转变在于啤酒（在2013年才被列为酒精饮料）的消费。1995年，外国啤酒厂进入俄罗斯市场，啤酒消费量从每年15升（人均）增加至每年81升。该国啤酒的消费量骤增远超其他国家。

四、负担和支出

不幸的是，英国近年来对饮酒的态度转变并未促使酒精相关卫生支出降低。自2003年以来，酒精相关的入院病例数已飙升了40%。2010—2011年，共有198 900例患者以"饮酒"为初步诊断而入院，有1 168 300例在一定程度上归因于酒精（图1.5）。这给NHS带来了每年35亿英镑的酒精相关性损害支出（2009—2010年支出）（图1.6）。酒精滥用造成的全面经济冲击不仅仅在于医疗费用，过早死亡也给社会带来了明显的损失。酒精滥用最隐秘而高昂的代价可能是生产力的丧失，英国每年都要为此损失73亿英镑。仅在英国一国，社会照料、酒后驾驶和其他酒精相关性犯罪产生的次级费用所造成的社会总成本预计就高达251亿英镑（英国卫生部，2007）。

个人代价是毁灭性的。在英格兰，死于酒精所致疾病的男性和女性的平均寿命损失分别为20年和15年（英国卫生部，2005）。虽然酒精和精神健康问题之间的联系十分复杂，但二者存在关联是毋庸置疑的。先前已存在精神健康问题的人比那些无问题者更容易酗酒，而酗酒者也比不酗酒者更有可能出

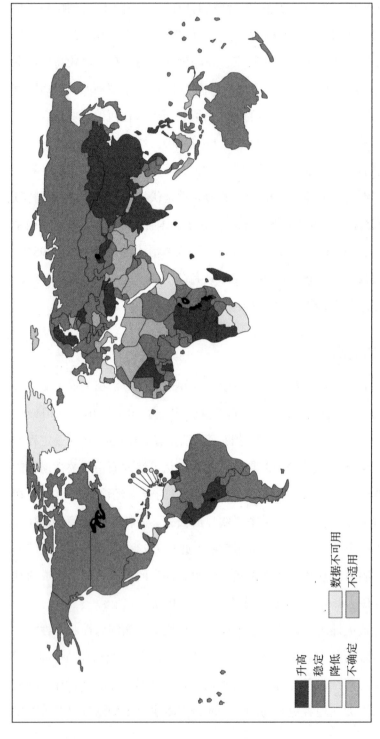

图 1.4 人均酒精消费量（15 岁以上）的 5 年变化，2006—2010

来源: WHO（2014），经 WHO 许可转载。

升高
稳定
降低
不确定
数据不可用
不适用

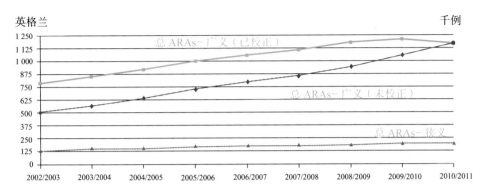

图1.5　酒精相关性 NHS 住院数（ARAs）（2002/2003 —2010/2011）

来源：卫生和社会关怀信息中心（2012）。

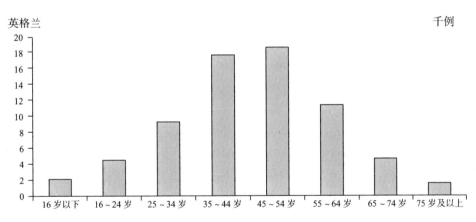

图1.6　完全以酒精性疾病为初步诊断的入院人数，按年龄统计，2010/2011

来源：卫生和社会关怀信息中心（2012）。

现精神健康问题。

在资源匮乏的环境中，存在酒精相关性疾病的高负担和每摄入1升酒精所导致的伤害，其部分原因是社会经济状况较差、饮食较差和资源普遍匮乏。在低等和中等收入国家，酒精滥用也与结核病、肺炎等传染性疾病存在因果关系，因为酒精可抑制免疫系统，增加贫困地区饮酒者对当地传染病的易感性。

在过去的十年里，初级保健工作中开展了一项识别酗酒者的运动，即

"识别与简要建议（identification and brief advice，IBA）"干预。通常的工作方法是：患者回答筛查问题，然后会得到其消费模式相关的风险报告和如何削减消费量的建议。现已证明，IBA 干预在初级保健环境中有益于减少酒精消费量，而且这些积极效果可以持续存在至咨询后48个月。这一措施已与广泛开展的医院酒精联络服务和部分开展的社区酒精联络服务相结合。

卫生服务与酒精滥用之间的相互作用不仅仅局限于医院病房或全科医师诊所。任何熟悉急诊（特别是周末晚上的急诊）情况的人，都会知道医生、护士和越来越多的保安人员除了治疗患者外，还要花费大量时间来控制那些受外伤或被殴打的烂醉者的行为。同样，据急救车救援人员估计，他们在这些情况下的工作通常包括处理酗酒后果。

公众舆论和政府政策已开始关注酒精滥用引起的相关公共秩序问题和反社会行为。但是，上述关注可能会带来饮酒导致的健康支出越来越高，以及在此方面的投入不足的问题。

延伸阅读

[1] Alcohol Concern. *Alcohol harm map.* 2013. http://www.alcoholconcern.org.uk/campaign/alcohol-harm-map (accessed 18 September 2014).

[2] Bellis MA, Hughes K, Morleo M, Tocque K, Hughes S, Allen T, et al. Predictors of risky alcohol consumption in schoolchildren and their implications for preventing alcohol-related harm. *Substance Abuse Treatment, Prevention, and Policy* 2007;2(15):1-10.

[3] Centre for Excellence and Outcomes in Children and Young People's Services. *Reducing alcohol consumption by young people and so improve their health, safety and wellbeing.* London: Centre for Excellence and Outcomes in Children and Young People's Services, 2010.

[4] House of Commons – Health Committee. *Government's alcohol strategy: third report of session 2012–2013*, Volume I, HC 132 Incorporating HC 1928-i, Session 2010–12. London: House of Commons – Health Committee, 2012.

[5] The Association of Public Health Observatories. *Indications of public health in the English regions: alcohol.* York: The Association of Public Health Observatories, 2007.

[6] The British Psychological Society and The Royal College of Psychiatrists. *Alcohol use disorders: diagnosis, assessment and management of harmful drinking and alcohol dependence* (National Clinical Practice Guideline 115). Leicester: The British

Psychological Society, and London: The Royal College of Psychiatrists, 2011.

［7］ The Health and Social Care Information Centre & North West Public Health Observatory. *Hospital episode statistics*. Leeds: The Health and Social Care Information Centre & North West Public Health Observatory, 2012.

［8］ The NHS Information Centre for Health and Social Care. *Statistics on alcohol: England, 2012*.Leeds: The NHS Information Centre for Health and Social Care, 2012.

［9］ Riley L, Marshall M, eds. *Alcohol and public health in eight developing countries*. Geneva: World Health Organisation, 1999.

［10］ Walker S. Russia's alcohol problem. *British Medical Journal* 2011;342:d5240.

［11］ World Health Organization (WHO). *Global status report on alcohol and health –2014*. Geneva: World Health Organization, 2014. http://apps.who.int/iris/bitstream/10665/112736/ 1/9789240692763_eng.pdf?ua=1 (accessed 18 September 2014).

［12］ Zaridze D. Alcohol and cause-specific mortality in Russia. A retrospective case-control study of 48,557 deaths. *Lancet* 2009;373:2201–14.

第二章　饮酒：社会与政治

Peter McGovern 和 Eric Appleby

概述

1. 酒精滥用的社会影响。
2. 公共政策在酒精滥用中的作用。
3. 2003 年的《许可证法》是否成功？
4. 英国酒精政策的未来。

一、引言

过量饮酒对社会造成的影响不仅仅是昂贵的健康代价。近年来，围绕酒精在社会中作用的争论越来越多地集中于其社会后果。酒精滥用在暴力犯罪、交通事故死亡和家庭破裂中发挥了一定作用。这将引起不安全感和恐慌氛围，甚至会影响那些尚未直接受害的人。在政治上，酒精滥用已成为暴力行为等明显反社会行为的代名词，成为政府制定酒精相关政策的焦点。在2012年犯罪调查中，32%的英国人每周至少经历一次这种行为。在公共场所平息与酒精有关的骚乱的需求，可能会促使政府提出对策，但对于阻止在个人或家庭私生活中的由酒精助长的、潜在盛行的虐待和暴力却毫无帮助。

二、犯罪和骚乱

人们普遍认为，酗酒是暴力犯罪和成为暴力犯罪受害者的一个重要危险因素。2012年英格兰和威尔士的犯罪调查指出，过去一年中，酒精相关的暴力犯罪超过100万例。2010年，尽管50%的暴力犯罪受害者认为，攻击他们的人是受到酒精的影响，但大多数受害者不会报警。一份调查发现，只有半数的人认为自己是犯罪行为的受害者，而1/3的人认为酒精相关的犯罪"仅仅是发生了一件琐事"。也许这种漠不关心意味着过量饮酒相关攻击的正常化及人们对其的接受。

三、家庭暴力和强奸

尚无证据表明家庭虐待与饮酒之间存在直接的因果关系 —— 即使在清醒时，犯罪者也可能实施暴力。然而，众所周知，饮酒会增加暴力事件的频率和严重性。Gilchrist 于 2010 年进行的一项研究中发现，有 73% 的家庭暴力行为的犯罪者在施暴时处于醉酒状态。据美国医学会估计，在酗酒者的伴侣中，有 75% 的人曾受到过威胁，45% 的人曾遭到殴打。可悲的是，家庭虐待的受害者饮酒量也较多，最有可能的原因是，他们通过饮酒来应对家暴带来的痛苦。同样，性侵犯往往发生在一方或双方都饮酒时，超过半数的强奸犯在施暴时有饮酒行为。

四、道路交通事故

2011 年，英国交通的 280 例死亡、1 290 例重伤和 10 000 例普通伤害事故，均与酒后驾驶有关。在过去的 30 年里，英国一项遏制酒后驾驶的运动获得了广泛成功，伤亡人数急剧下降。尽管取得了这一成功，所有道路死亡中仍

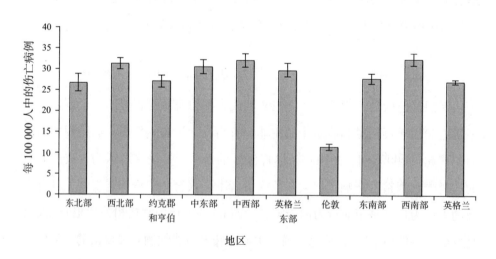

注：已校正漏报

图2.1　英国与酒精水平超过法定限度有关的道路交通事故伤亡率（按地区统计）
来源：Association of Public Health Observatories（2007）。

有1/6由酒精导致，且英国每年有80 000人被查出酒精水平超过法定限度（图2.1）。最恶劣的违法者大多是男性，每10例酒后危险驾驶中有9例是男性所为。17～24岁的年轻驾驶员单位里程酒后驾驶车祸发生率最高。

降低英国现行合法血液酒精含量（目前80mg/100mL）的证据越来越充分。大多数驾驶员血液酒精含量在50mg/100mL以上时会受到影响，且卷入致命事故的可能性会增加6倍。爱尔兰于2011年将其法定限度降低到50mg/100mL，目前在欧洲仅剩英国和马耳他两个国家的合法酒精限度高于这一水平（图2.2，彩图见书末）。据估计，在英国降低合法限度每年可挽救65人的生命，并避免230人重伤的发生。在北爱尔兰，部长们讨论了比50mg/100mL更严格的标准，并针对年轻驾驶员和专职司机制定了20mg/100mL的限制标准。

五、儿童和家庭

如果酒后驾车产生的影响是酒精滥用的明显标志，那么酗酒对家庭和社交网络的影响就更加微妙了。家庭中存在一个或多个问题饮酒者会导致关系破裂和家庭单元的瓦解。1/3的离婚申请中配偶一方将过量饮酒作为申请原因之一。酗酒也是忽视儿童甚至是某些情况下虐待儿童的危险因素之一。英国有40%的儿童保护案件和74%的儿童虐待案件与酒精有关。酗酒的父母可能会对孩子的心理健康、教育程度和发展正常友谊的能力产生负面的影响。

六、有关酒精的政治活动和政策

（一）公共政策能否遏制我们的酒精问题？

对酗酒的公共政策干预的首次记载发生在公元前2070年中国的夏王朝期间。该项干预采取了禁酒的形式，这后来在20世纪的美国普及并在英国的教友会运动中得到支持。美国禁酒令导致了酒类黑市的形成，有组织犯罪的激增和非法经营的售酒处（非法酒吧和夜总会）的兴起（图2.3）。这种全球性的戒酒运动被一些人视为国家大力干预的案例之一。

现代西方政府已经不再持禁止态度，但仍然制定了各种酒精相关的法规

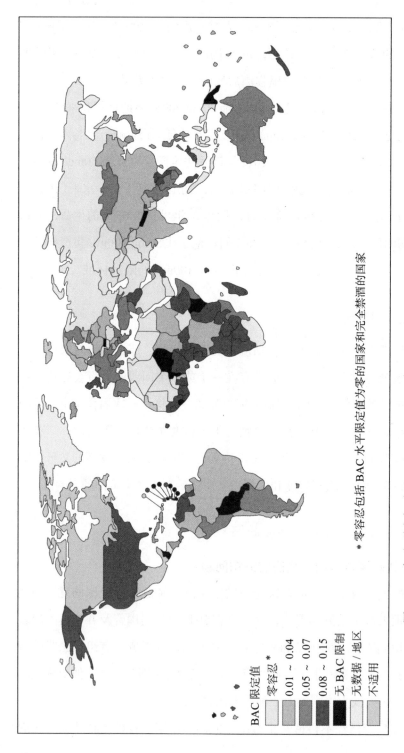

图 2.2　一般人群中驾驶员血液酒精浓度（blood alcohol concentration，BAC）限定值，2012

BAC 限定值
- 零容忍 *
- 0.01 ～ 0.04
- 0.05 ～ 0.07
- 0.08 ～ 0.15
- 无 BAC 限制
- 无数据 / 地区
- 不适用

* 零容忍包括 BAC 水平限定值为零的国家和完全禁酒的国家

来源：WHO（2014），经 WHO 许可转载。

与政策，包括英国法律层面的自由许可、瑞典政府严格垄断的"System Bolaget"等。简而言之，全球政策的总体方向即世界卫生组织2011年减少酒精有害使用的十项全球战略：

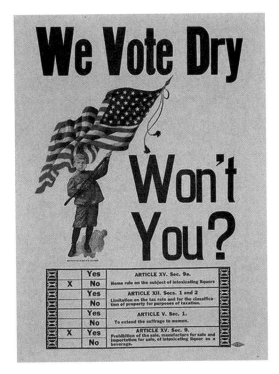

图2.3　美国禁酒时期海报，1920年（来源未知）

1. 领导、认识和承诺。

2. 卫生服务响应。

3. 社区行动。

4. 酒后驾车的政策与对策。

5. 酒精的供应。

6. 酒精饮料的市场销售。

7. 定价政策。

8. 减少饮酒和酒精中毒的消极后果。

9. 减少非法酒精和非正式生产的酒精对公众健康的影响。

10. 监测与监控。

酒精政策无法充分实行的根源在于公众对其实用价值的认同，即酒精饮料产业是全球经济的重要组成部分。在英国，酒精饮料行业每年支付150亿英镑消费税，雇用65万人，而且从更广义的经济学角度来看，它提供了110万个工作岗位［英国2009年酒精行业联合呈递－预算（Alcohol Industry Joint Submission-Budget）］。酒精的政策需要以更广泛的社会利益为出发点和目标，而不是仅考虑经济利益。Babor在他2003年发表的论文中指出："政策的制定应是逐步深入且经过深思熟虑的，可允许成年人适度饮酒。"预防性而非禁止性的政策一般包括三个方面：态度转变、健康教育和酒精饮料供应。

（二）咖啡馆文化——一个尚未实现的梦想

英国2003年修订的《许可证法》旨在彻底改变英国人饮酒的方式。该法令延长了允许交易的时间，终结了"允许时间"方案。希望通过这一行动减少常在闭店时间（而且，可以说这个时间尚早）涌上街头的人数。政府宣称，这将有助于增加晚间和深夜会所的多样性，并有助于发展与更温和饮酒习惯相关的巴黎咖啡馆文化。2008年对这项法令的首次审查显示，其效应优劣参半。严重的暴力犯罪稍有下降，但总体而言该政策对犯罪的影响有限。令人担忧的证据表明，凌晨的犯罪活动正在增加。英国公众仍然普遍将酗酒认定为反社会行为的主要原因（图2.4）。持有执照的晚间和深夜会所的多样化并不明显，最大的失败可能在于各地区经营场所的平均分散度未见明显改善。该法的执行也存在令人担忧的问题。在2010年，依照该法，为醉酒的人提供酒精是违法行为，即便如此，仅有3人因相关原因被定罪。

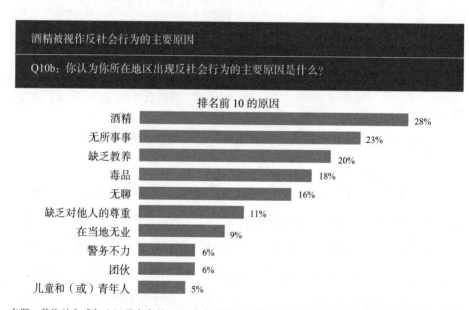

来源：英格兰和威尔士记录在案的9 311名报案者，他们于2011年9月向警方报告反社会行为。实地考察日期：2012年2月9日—3月22日

图2.4　酒精被视为诱发反社会行为的主要原因之一
来源：HMIC（2012）。

七、酒精饮料的最低定价和批发

直至目前，英国的酒精饮料价格规范主要是由税务单独制定，然而越来越多的证据表明下列做法有益：制定酒精饮料最低定价，同时在销售时禁止批发——即购买大量酒精饮料时享受折扣。2012年，政府明确表示希望推行这项政策，然而至今未实施。最低价格可能设置在1单位酒精（在英国，1单位酒精约为10mL 100%乙醇溶液）40～50便士。谢菲尔德大学的研究估计，1单位酒精定价50便士，同时禁止批发，最多将减少7.8%的消费和13%的入院。虽然苏格兰曾将最低定价设定为50便士，但这一行动一直面临威士忌行业的长期起诉，此案于2014年4月交由欧洲法院审理。威斯敏斯特对更低的定价低限——45便士持反对意见，这导致了2013年政策的搁置；而且他们对该政策在英格兰和威尔士的最终落实表示怀疑，使政府对酒精的策略非常有限。

政策的支持者认为，这是一项针对酒精滥用和酗酒的干预措施，而对适度消费者的影响微乎其微。反对者担心，这种"罪孽税"是落后的，并带有对贫穷消费者的歧视——他们已经遭受了生活成本普遍上升的打击，同时还喝不起只有富人才有能力消费的酒精饮料（Snowdon，2012）。据估计，最低定价对犯罪的影响相对较小（定价为每单位50便士时减少2%），因为与酒精相关的犯罪案件中，大多数成年男性都在有许可证的场所购买了大部分酒精饮料。

八、"噢！酒精这个恶魔"

1971年，奇想乐团唱出：成为"酒精这个恶魔的奴隶"是一件多么令人惋惜的事情。在此后的40年里，英国尚未制定出应对酒精滥用造成的日益增长的健康和社会代价的根本政策。最大的挑战仍然是经济成本与改革效益的权衡，同时还有来自强大且不断增长的酒精行业的压力。2012年，英国政府针对酒精政策明确表示："政府的职责不是一直做受欢迎的事情，而是持续做正确的事情。"为了削减251亿英镑的年支出，限制酒精滥用给英国个人和社会造成的危害，采取措施已是当务之急。

延伸阅读

［1］ Alcohol Industry Joint Submission−Budget. A submission on behalf of five trade associations representing the UK alcoholic drinks sector, 2009.

［2］ Babor TF, Caetano R, Casswell S, Edwards G, Giesbrecht N, Graham K, et al. *Alcohol: no ordinary commodity*. Oxford: Oxford University Press, 2003.

［3］ Bertholet N, Daeppen JB, Wietlisbach V, Fleming M, Burnand B. Reduction of alcohol consumption by brief alcohol interventions in primary care: systematic review and meta−analysis. *Archives of Internal Medicine* 2005;165(9):986–95.

［4］ Department for Culture, Media and Sport. *First review of the 2003 Licensing Act*. London: Department for Culture, Media and Sport, 2007.

［5］ Galvani S. Responsible disinhibition: alcohol, men and violence to women. *Addiction, Research and Theory* 2004;12(4):357–371.

［6］ Galvani S. *Grasping the nettle: alcohol and domestic violence*. London: Alcohol Concern, 2010.

［7］ Gilchrist G. The association between intimate partner violence, alcohol and depression in family practice. *BMC Family Practice* 2010;11:72.

［8］ Her Majesty's Inspectorate of Constabulary (HMIC). *A step in the right direction. The policing of antisocial behaviour*. Edinburgh: HMIC, 2012. http://www.hmic.gov.uk/media/a−step−in−the−right−direction−the−policing−of−anti−social−behaviour.pdf (last accessed July 2014).

［9］ House of Commons – Health Committee.*Government's alcohol strategy: third report of session 2012–2013, Volume I*. London: House of Commons – Health Committee, 2012.

［10］ McMurran M. *Alcohol-related violence: prevention and treatment*. Chichester: Wiley−Blackwell, 2013.

［11］ Meng Y, Hill−McManus D, Brennan A. *Model-based appraisal of alcohol minimum pricing and off-licensed trade discount bans in Scotland using the Sheffield alcohol policy model*.Sheffield: University of Sheffield, January 2012.

［12］ NHS Information Centre for Health and Social Care. *Statistics on alcohol: England, 2012*. Leeds: The NHS Information Centre for Health and Social Care, 2012.

［13］ Scallyg. Crunch time for the government on alcohol pricing in England. *BMJ* 2013;346:f1784.

［14］ Snowdon C. *The wages of sin taxes*. London: The Adam Smith Institute, 2012.

［15］ The Association of Public Health Observatories. *Indications of public health in the English regions: alcohol*. York: The Association of Public Health Observatories, 2007.

［16］ World Health Organization. *Global status report on alcohol and health – 2014*. Geneva: World Health Organization, 2014. http://apps.who.int/iris/bitstream/10665/112736/1/9789240692763_eng.pdf?ua=1 (accessed 18 September 2014).

第三章　酒精在体内的代谢

Alex Paton 和 Anne McCune

概述

1. 酒精是一种水溶性小分子，被胃和小肠吸收。

2. 酒精分布在全身的体液中，因此大多数组织中的酒精浓度与血液中的酒精浓度相同。

3. 女性血液和组织内的酒精浓度比同体重男性高，因为女性的体液量（即酒精的可分布体积）较少。

4. 超过90%的酒精在肝脏代谢。

5. 酒精是一种镇静药和疗效轻微的麻醉药。

6. 即使血液酒精浓度较低时，饮酒者的精细动作、协调和决策能力也会受损。血液酒精浓度为80mg/100mL（17.4mmol/L，即英国目前的合法驾驶限值）时，道路事故发生风险增加了超过1倍。

一、引言

　　酒精（乙醇）是一种药物，卫生专业人员应当了解它的生理和病理作用和机体对其的代谢过程。它是一种微小的水溶性分子，在胃内吸收相对缓慢，在小肠中吸收较迅速，且在全身自由分布。酒精的吸收速率取决于诸多因素：例如，空腹饮酒、酒精浓度为20% ~ 30%时酒精吸收最快（图3.1）。

　　因此，酒精浓度约20%的雪利酒比啤酒（3% ~ 8%）在升高血液酒精浓度时更为迅速，而烈酒（40%）能够延缓胃排空并抑制吸收。含二氧化碳的饮料——如苏打水和香槟，可使酒精更加迅速地进入人体系统。

　　食物，特别是碳水化合物，能够延缓酒精吸收；血液酒精浓度可能无法

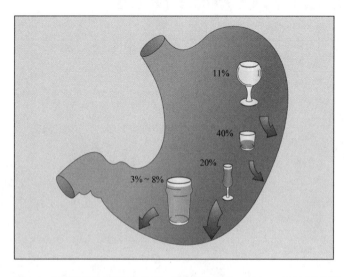

图3.1　酒精吸收速率在空腹、酒精浓度为20% ~ 30%时最快

达到空腹饮酒时所至浓度的1/4。在佐餐饮酒或烈酒稀释后饮酒时，酒精的致欣快作用最强。

　　酒精饮料是一种热量来源：例如，6品脱啤酒的热量约500kcal，500mL威士忌热量为1 650kcal。中等体力活动水平的男性每日热量需求是3 000kcal，女性则是2 200kcal。酒精分布在全身的体液中，因此大多数组织（如心脏、大脑和肌肉）中的酒精浓度与血液中的酒精浓度相同（图3.2）。然而仅有肝脏例外，它暴露于更高浓度的酒精中，因为肝脏通过门静脉直接接受胃和小肠的血液。酒精的扩散相当缓慢，但血液供应丰富的器官除外，如大脑和肺。极少量的酒精可以进入脂肪，因为酒精在脂肪中的溶解度较低。因此，女性血液和组织中的酒精浓度较男性更高。相对男性而言，她们的皮下脂肪更多而血容量更小，即使按体重调整酒精摄入量也是如此。女性胃内乙醇脱氢酶水平也可能比男性低，因此在吸收前代谢消除的酒精较少。酒精很容易通过胎盘进入胎儿体内，并由母体代谢消除。血液酒精浓度因下列因素而异：性别、身高和体型、月经周期的时相（月经前和排卵时最高）、既往饮酒情况、酒精饮料的类型及是否与食物或药物一同服用，这些药物包括西咪替丁（抑制胃乙醇

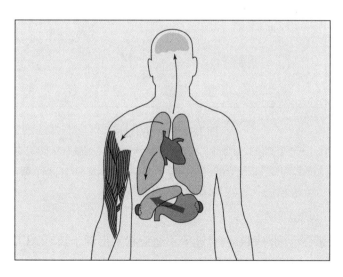

图3.2　酒精分布在全身的体液中，因此大多数组织（如心脏、大脑和肌肉）中的酒精
浓度与血液中的酒精浓度相同

脱氢酶）和抗组胺药、吩噻嗪和甲氧氯普胺（增强胃液排空，从而增加吸收）。

二、酒精的代谢

超过90%的酒精经肝脏消除；2% ~ 5% 经尿液、汗液或呼吸以原形排泄。酒精代谢的第一步是在辅因子作用下由至少存在四种同工酶的乙醇脱氢酶（alcohol dehydrogenase，ADH）氧化为乙醛（图3.3）。在健康人的体内，乙醛这种具有高反应性和毒性的物质几乎全部由醛脱氢酶（aldehyde dehydrogenase，ALDH）迅速氧化为无害的乙酸。ALDH有若干种同工酶，其中一种在约50%的日本人体内缺失，在部分南亚人体内也有缺失，大部分高加索人体内同时存在两种同工酶。

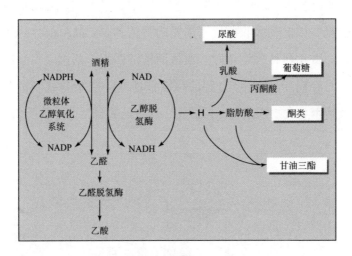

图3.3　酒精的代谢

注：NADPH，还原型烟酰胺腺嘌呤二核苷酸磷酸；NADP，烟酰胺腺嘌呤二核苷酸磷酸；

NAD，烟酰胺腺嘌呤二核苷酸；NADH，还原型烟酰胺腺嘌呤二核苷酸；H，氢。

来源：Lieber（1978）。

头痛、恶心、潮红和心动过速等不适症状常出现于缺乏 ALDH 的饮酒者，通常认为乙醛累积所致。在正常情况下，乙酸在肝脏及其周围组织中被氧化为二氧化碳和水。

空腹时，血液酒精浓度约在饮酒后1小时达到峰值，具体取决于饮用量；随后4小时内几乎呈线性下降（图3.4）。酒精以每小时15mg/100mL的速率从血液中消除，但在不同个体、不同的饮酒场合和不同饮酒量间存在差异。血液酒精浓度为20mg/100mL时曲线平坦，但健康人饮用3品脱啤酒或3份双威士忌后，血液酒精浓度在数小时内可持续检测到；晚间饮酒后，次日清晨可能出现足以损害正常功能的酒精浓度。酗酒者的饮酒量可以造成极大的代谢负荷，例如，按摩尔计算，半瓶威士忌的代谢负荷相当于500g阿司匹林或1.2kg四环素。

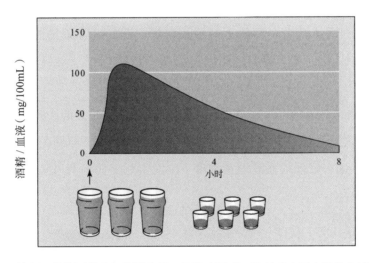

图3.4　饮用6单位酒精（在此图中指3品脱啤酒或3份双威士忌）后的血液酒精浓度

酗酒者体内存在两种机制来处理过量酒精，可以解释饮酒成瘾者对酒精的"耐受"。第一种机制，正常代谢增加，如表现出血液乙酸水平增高。第二种机制，微粒体乙醇氧化系统发挥作用：这一机制依赖于细胞色素P450和其他辅因子，其中细胞色素P450通常负责药物的代谢，这种现象称为"酶诱导"，由经肝脏代谢的其他药物产生，也可以由吸烟产生。

这两种机制引起氧化还原状态，其中游离氢离子逐渐累积，必须经由一系列替代路径处理。由此所引起的某些代谢失常可能产生临床后果：肝脏糖异生抑制，柠檬酸循环减少，脂肪酸氧化受阻。因此，葡萄糖的产生减少，有低血糖的风险；过量产生的乳酸阻断了肾脏对尿酸的排泄；累积的脂肪酸转化成酮类和脂类（图3.3）。

三、行为学影响

酒精是一种镇静药和温和的麻醉药，据称酒精可以通过触发多巴胺和5-羟色胺等神经递质的释放来激活大脑中的快感或奖赏中枢。它可以产生舒适、放松、去抑制和欣快的感觉。这些感觉的产生伴随一系列的生理变化，如潮红、出汗、心动过速和血压升高。这可能是酒精对下丘脑的刺激，以及拟交感神经胺和垂体－肾上腺激素的释放增加引起的。肾脏排泄更多尿液，不仅是因为饮用的液体增多，还因为酒精的渗透作用及对抗利尿激素分泌的抑制。

不断增加的饮酒量可导致中毒，这取决于饮酒量和过去的饮酒经验。虽然个人经验和饮酒情况复杂性必须考虑在内，但仍可以说，即使在30mg/100mL（6.5mmol/L）这一较低的血液酒精浓度下，发生意外伤害的风险也高于未饮

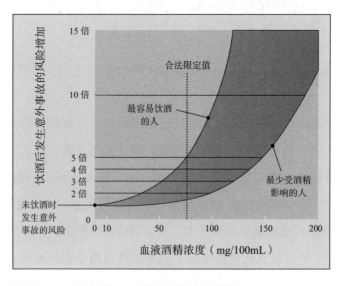

图3.5　酒精对行为的影响

酒的个体（图3.5）。例如，在模拟驾驶测试中，血液酒精浓度为50mg/100mL（10.9mmol/L）的公共汽车司机认为他们可以通过那些对公共汽车而言过于狭窄的障碍物。在80mg/100mL（17.4mmol/L）的血液浓度（目前英国驾驶的合法限定值）下，发生交通事故的风险为2倍以上；而在160mg/100mL（34.7mmol/L）的血液浓度下，风险增加10倍以上（图3.6和图3.7）。

当血液酒精浓度大于100mg/100mL（21.7mmol/L）时，人们变得多语、兴奋、好斗，通常会因为随之而来的困倦而停止饮酒。后遗效应（"宿

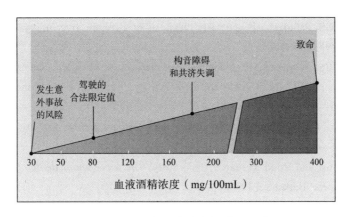

图3.6　与血液酒精浓度相关的风险

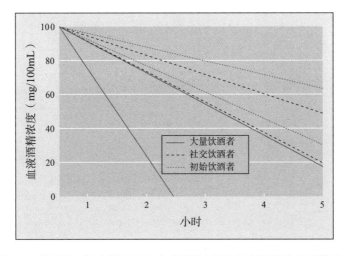

图3.7　酗酒者、社交饮酒者和初始饮酒者的血液酒精浓度下降速率

醉"）包括失眠、夜尿、疲倦、恶心和头痛。如果继续饮酒，血液酒精浓度在200mg/100mL（43.4mmol/L）左右时饮酒者很可能言语不清、步态不稳，且有可能出现意识丧失（图3.6）。血液酒精浓度高于400mg/100mL（86.8mmol/L）常常是致命的，致死原因有心室纤颤、呼吸衰竭或误吸（饮酒同时服用药物更易导致该类事件的发生）。

延伸阅读

[1] Lewis KO. Back calculation of blood alcohol concentration. *BMJ* 1987; 295:800–1.

[2] Lieber CS. Pathogenesis and early diagnosis of alcoholic liver injury. *N Engl J Med* 1978; 298:888–93.

[3] Lieber CS, Salaspuro MP. Alcoholic liver disease. In: Millward–Sadler CHM, Wright R, Arthur MJP, eds. *Wright's liver and biliary disease*, 3rd edn. London: Saunders, 1992:899–964.

[4] Paton A. The body and its health. In: Cooper DB, ed. *Alcohol use*. Oxford: Radcliffe, 2000:25–38.

[5] Transport and Road Research Laboratory. *The facts about drinking and driving*. Crowthorne: Berkshire, 1983.

第四章 定 义

概述

1. 不同类型酒精饮料的酒精含量存在很大差异。

2. 在英国，1单位酒精被定义为10mL（或8g）纯酒精（100%乙醇溶液），即半品脱普通啤酒（285mL）、一杯葡萄酒（125mL）、一小杯雪利酒（50mL）或一标准杯烈酒（25mL）中的酒精含量。

3. 1单位酒精没有全球统一标准，不同国家1单位酒精的纯酒精含量相差很大。

4. 绝对安全的饮酒水平是不存在的。

5. 英国政府合理饮酒要旨建议，男性日饮酒量常规不应超过3～4单位；女性日饮酒量常规不应超过2～3单位；并且在一次过量饮酒后的48小时内，最好避免饮酒。

6. 在英国，23%的男性和18%的女性每周估计饮酒量超过合理水平。

一、引言

关于饮酒的错误观念（表4.1）、对健康饮酒和有害饮酒的定义分歧、认为任何对纵酒过度的批评都是反饮酒或威胁个人情趣，以及认为饮酒多少与他人毫无关系，催生了关于饮酒和酒精滥用的迷思。

一般来说，人们会在讨论其饮酒状况时感到尴尬，所以卫生专业人员需要通过阅读一个简单的指南来获取"情报"（就像出租车司机一样），从而在冷静而微妙地处理这些比目前卫生工作者所认识到的更为常见的问题时，能够更加自信。

表4.1　关于饮酒的错误观念

错误观念	真实情况
没有人会说出他们饮酒的真实情况，酗酒者尤其如此	你知道你上周或上个星期六在酒吧里喝了多少酒吗？
卫生工作者及其委托者和患者反感谈论酒精	这是未经训练的卫生工作者，尤其是医生，偷懒的借口
治疗酗酒者是一项毫无希望的工作	多数大量饮酒者都不是"酗酒者"，有2/3的人会听从卫生专业人员的建议减少饮酒量

二、酒

这个名称来源于阿拉伯语 al-kuhl，字面意思是"眼影粉"，用来提亮眼部的锑粉；在中世纪，它似乎已被用来描述蒸馏得到的"精华"，而今天"酒精"在日常用语中指能使人喝醉的酒精饮料。从技术上讲，醇类指由碳原子、氢原子和氧原子组成的一类化学物质，表现为单个羟基（OH）基团和不同数目的甲基（CH_2）基团相组合的形式。最简单的醇是水溶性液体，只含少量的碳原子；含有6个及6个以上碳原子的为油状物质；最复杂的醇含有多达30个碳原子，呈蜡状（表4.2）。

表4.2　不同的醇类

化学名称	分子式	通用名	注释
甲醇	CH_3OH	甲醇，甲基化酒精	可致失明
乙醇	C_2H_5OH	乙醇	我们所饮用的酒精
戊醇	$C_5H_{11}OH$		油状
十六烷醇	$C_{16}H_{35}OH$		蜡状，鲸蜡
三十烷醇	$C_{30}H_{61}OH$		蜂蜡

严格意义上讲，我们饮用的各种酒，除去水分，主要成分是乙醇（酒精）[ethyl alcohol 或 ethanol（北美工人惯用语）]；其化学式是 C_2H_5OH。本章使用术语"酒"的常用义，即指含有乙醇的饮料。生产这种饮料需经历两个过程：

1. 发酵，用酵母发酵碾碎的水果或谷物，如用葡萄酿制葡萄酒，用大麦酿制啤酒。

2. 蒸馏，通过这一过程，酒精饮料经蒸发形成烈酒。

三、酒精含量

出于科学目的，酒精饮料中酒精的含量最好用纯酒精（100% 乙醇溶液）的克数（g）来衡量，这样可在各国之间进行比较。谈论"饮料量"并无多大意义，因为每瓶啤酒、葡萄酒和烈酒的酒精容量和酒精含量都有所不同（图4.1、图4.2和图4.3）。一些国家试图通过定义一种从理论上人人都可以理解的"标准饮料"来解决这个问题。

在英国，1单位约相当于10mL或8g纯酒精，即半品脱普通啤酒（285mL）、一杯葡萄酒（125mL）、一小杯雪利酒（50mL）或一标准杯烈酒（25mL）中的酒精含量（图4.1）。

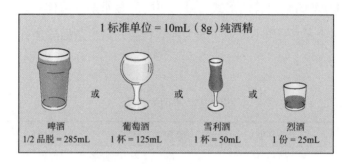

图4.1　相当于1单位酒精的酒精饮料

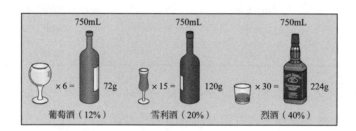

图4.2　每瓶不同种类的酒精饮料所对应的杯数

不同种类的酒精饮料中酒精单位的计算公式是：单位体积含酒精百分比（%）×体积/100×10。当饮酒健康工作者询问一个人的饮酒情况时，需要检查饮酒量细节，因为酒吧和餐馆的酒杯大于上述标准——人们在家中豪饮时也是如此。

虽然英国以8g纯酒精为标准，但其他国家的标准不同：在爱尔兰为6g，在澳大利亚为10g，在美国为12g，在日本为20g。日本的日饮"三杯"在英国则是十分危险的饮酒水平。各种啤酒的酒精含量为3%～8%，葡萄酒为10%～20%，烈酒为40%～60%。每330mL的浓陈贮啤酒可能含有4单位酒精（相当于2品脱普通啤酒），果啤大多含有4.0%～5.5%酒精，一些专门设计的年轻人爱喝的酒精饮料含8%～20%酒精。这些酒精饮料中酒精的味道常被果味掩盖。

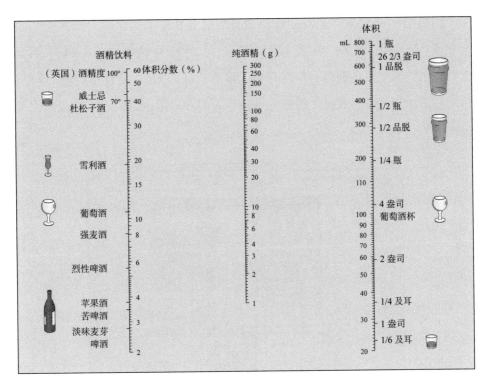

图4.3 计算酒精饮料中纯酒精的含量

来源：引自 Mellor（1970）。经 BMJ Publishing Group 许可转载。

四、合理饮酒

绝对安全的饮酒水平是不存在的——只有绝对禁酒者才不冒风险。一些特别敏感的人（女性比男性更常见）发现他们饮少量酒就感到不适，这可能是真性酒精过敏，也可能是因为某种酶（如乙醛脱氢酶）的先天缺陷。

血压随酒精单位数的增加而上升，即便是在社交饮酒时也是如此，但这种血压上升可能是生理性的，且是无害的。更令人震惊的是，即使每周饮用量仅为7单位的女性，其患乳腺癌的相对风险也略有升高（第十四章）；有人认为这可能与女性未满25岁饮酒有关。初始（缺乏经验的）饮酒者可能在少量饮酒后就醉了，并可能伤害自己或他人。

因此，社交饮酒可以定义为在合理水平内的饮酒。

20世纪80年代末，当时的健康教育委员会和皇家医学院共同确定了一个合理（低风险）水平：男性每周21单位，女性每周14单位（图4.4）。英国政府后来完善了这些数据：男性日摄入量不超过4单位，女性不超过3单位，每周应有2天不摄入酒精。新标准可避免人们在周限值之内，一次或数次大量饮酒。

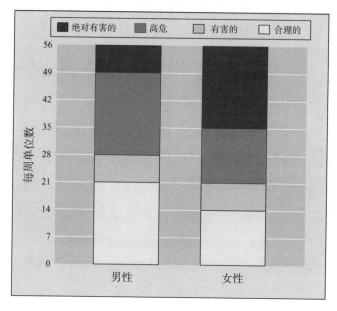

图4.4　合理的、高危甚至有害的、绝对有害的周饮酒单位数

五、酒精滥用

在英国，近15%的男性和20%的女性从不饮酒。2013年政府统计数据的细节显示，约23%的男性和18%的女性每周饮酒量超过合理水平。最好用过度饮酒（而非酒精滥用）描述这些人，不能称他们为"酗酒者"。也不能将酒精滥用等同于"酒精中毒"。因为前者是一种贬称，而后者表示患有酒精中毒这一疾病。尽管后者在美国可能仍为常用概念，但在英国，普遍认为饮酒情况表现为从不饮酒到酒精依赖的一个变化过程，人们一生中可以在不同的饮酒程度间自由变动。很少有人知道，酒精依赖者也能重返"舒适"的饮酒

状态。苏格兰专家目前提出，"某些个体的酒精相关问题"一词比"酒精滥用"的主观判断色彩更少。

> 酒精滥用是一种简便提法，表示反复过量饮酒可能会产生饮酒问题，其中85%涉及社会、经济、道德或心理上的难题，而15%涉及身体伤害或依赖（成瘾）（框4.1）。

框4.1　酒精依赖的特征

- 每日饮酒量超过10单位。
- 酒精耐受：血液酒精含量大于150mg/100mL而不醉酒。
- 反复出现戒断症状；饮酒可以减轻清晨出现的身体颤抖。
- 饮酒导致行为能力受损。
- 不顾一切地强迫性饮酒。
- 实验室检查异常。

尽管存在提倡或反对饮用不同酒精饮料的言论，但真正有意义的并非喝什么，而是摄入了多少酒精，当然体质、性别、社会背景、职业、饮食和饮酒的其他因素必须考虑在内。一般来说，一个人开始饮酒的年龄越小，越有可能出现问题，且问题出现得也越早。此外，一般女性比男性更敏感。想要归纳出一个人在出现问题前的饮酒量和饮酒时间是不可能的。有两个例子可以说明这一点。首先，普遍认为18～24岁的人喝酒状况最显著，但大多数人后来会节制饮酒。产生这一转变主要是因为这种生活方式还未造成伤害即产生了压力。其次，有些人一生中一直大量饮酒，但仍能正常生活和工作。大量饮酒可以作为几种超出合理水平的饮酒方式的统称：

- 酗酒。
- 高危饮酒。
- 有害饮酒。

社会伤害应该被加入表4.3的定义中，它可能是酒精滥用最重要的危险。应强调这种伤害不仅仅是饮酒者一人在承受——其家人、朋友甚至陌生人也会受到影响。据称，一个问题饮酒者平均影响6人。

表 4.3 不同类型的饮酒及其定义

类型	定义
合理的	女性每日 3 单位，男性每日 4 单位，每周有 2 天不饮酒；或女性每周 14 单位，男性每周 21 单位
社交	如上所述，偶尔酗酒超过合理的适度水平
无经验的	不经常饮酒，对酗酒敏感
大量	饮酒量持续超出合理水平
危险	女性有损害风险的日饮酒水平为 6 单位，男性为 8 单位（WHO）
纵酒	一次饮酒达合理水平的两倍以上
有害的	女性日饮酒水平约 6 单位或男性约 8 单位时，出现社会或身体上的损害或问题（WHO）
依赖	酒精成瘾

酒精依赖（酒精成瘾）者每日摄入大量酒精且完全无法停止摄入。有震颤、出汗和恶心等生理改变，并伴随强迫、渴求和焦虑的精神症状，使饮酒行为持续下去，并阻止了其他所有活动。晨起第一件事是喝一杯酒来缓解震颤——这是酒精成瘾的特征；如果不能饮酒，其很可能出现戒断症状，包括震颤性谵妄。

贫民窟酒徒是指那些被酒精控制的人，他们（较少情况下，她们）地位低下或遭到驱逐、生活艰难，通过乞讨或偷窃得到的钱来维持酗酒恶习。该名称起源于西雅图的一块斜坡地带，过去那里的工人将原木滚进皮吉特海湾。

有潜在危害的饮酒量不可预测，因为不同个体的敏感性存在差异，但每周饮酒量在男性持续达35单位、在女性持续达28单位被认为十分危险的说法是合理的。世界卫生组织认为男性每日饮酒≥8单位、女性每日饮酒≥6单位，是各型酗酒相关的常用标准，但这并不意味着比此标准少的饮酒量就是安全的。

延伸阅读

[1] Mellor CS.Nomogram for calculating mass of alcohol in different beverages.*BMJ* 1970;

3(5724):703.

[2] Morgan MY, Ritson EB. *Alcohol and health. A guide for health-care professionals.* London: Medical Council on Alcohol, 2010.

[3] Saunders JB, Aasland OG, Amundsen A, Grant M. Alcohol consumption and related problems among primary care patients: WHO collaborative project on early detection of persons with harmful alcohol consumption – I. *Addiction* 1993;88:349–62.

第五章　酒精使用障碍的本质

John B. Saunders

概述

1. 饮酒与酒精滥用存在一个范围，人们一生中的饮酒状况经常在不同的类型间移动。
2. 对年轻人而言，最有害的饮酒模式是狂欢纵酒，这属于典型的高危饮酒模式。
3. 任何人都有可能产生酒精依赖，但有一些人尤其易感。
4. 酒精依赖是无节制饮酒的一种神经系统综合征，表现为"强迫性"持续饮酒——完全不计后果。
5. 作为一种精神活性物质，酒精具有独特的致损伤能力；损伤范围广，包括身体疾病和创伤、颅脑损伤、精神紊乱及社会、职业和法律问题。

一、引言

在西方社会，饮用酒精饮料颇为常见，而且大多数人的饮酒方式都不太可能导致严重问题。然而，饮酒致伤的潜力是巨大的，这反映了酒精使人迷醉的性质、它固有的组织毒性（对包括脑在内的大多数器官和系统），它是一种可致成瘾的物质，以及它可以导致酒精依赖这种神经系统综合征。

二、饮酒与酒精滥用的范围界定

酒精的正常饮用和滥用存在一个范围（图5.1）。在任何社会中，包括如下范围：①禁酒（出于个人、家庭或宗教原因，或由于既往伤害）；②适度水平的低风险饮酒（西方国家多数人典型的饮酒模式）；③高危饮酒；④有害的饮酒；⑤酒精依赖。不同国家、不同地区的人群中，上述五类的构成比不同；印度及某些其他亚洲国家，还有许多非洲国家的饮酒水平低，伊斯兰国家往

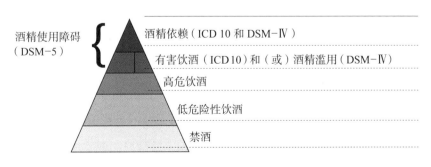

图 5.1　正常饮酒与酒精滥用的范围

往最低。一个国家上述五类人的构成比也依当前流行的消费情况而逐年变化。

大多数人的饮酒状况从十几岁开始不断变化。年轻人饮酒量往往最大，特别是处于现代"后青春期"现象中的人，他们经常酗酒。然而，只有其中的一小部分进展为酒精使用障碍，如有害饮酒或酒精依赖。

青年人的饮酒问题是一种重要的社会传染性行为，并有可能导致一大群人进入高危的饮酒模式。随着时间的推移，他们可能遵循如下轨迹发展：消费量不断增大，问题不断增多，出现酒精依赖和多种身体、精神和社会后遗症。

三、了解酒精使用障碍：三维度法

使用三维构想可以最好地理解饮酒和酒精使用障碍。三个维度如下所述：

1. 酒精的摄入：包括每次摄入量、饮酒频率、饮酒的变异度和模式（例如，周末狂欢纵酒）和饮酒持续的时间。

2. 对酒精的依赖 —— 强迫性饮酒。

3. 饮酒的后果，可以是身体上、精神方面和（或）社会角度的。

理解此构想有助于我们应对各种酒精使用问题。

四、酒精使用障碍的定义和标准

"酒精使用障碍"一词是指酒精滥用的主要（或"核心"）综合征。在西方国家，低风险或适度饮酒属于正常范围 —— 男性每日低于4单位，女性每日低于3单位（1标准单位为8g纯酒精），因此不再讨论（需要注意，这在反对或禁止饮酒的国家并不适用）。

（一）酒精中毒

酒精中毒（国际疾病分类，International Classification of Diseases，ICD 10 编码：F10.0）是指近期饮酒产生意识、认知和（或）行为影响且尤其是出现在大量饮酒后。这些特征反映了酒精的已知作用。该情况需要临床重视（可能需要医疗照顾），而且通常出现在有限的时间内。

（二）高危险性或"危险的"饮酒

高危险性或"危险的"饮酒处于酒精使用障碍频谱的底端，是一种反复的饮酒模式。它表示如果一直不控制饮酒量，那么此饮酒水平或模式未来有产生有害后果的风险。高危险性饮酒未列入 ICD 10 "F"编码，但它在许多国家被用作术语。

（三）有害饮酒

在 ICD 10 中，有害饮酒是一条诊断性术语，编码为 F10.1。它代表已造成身体或精神实质伤害的反复饮酒模式。这并不意味着这个人产生了对酒精的依赖；事实上，如果一个人既经历了酒精的伤害又满足酒精依赖的判断标准，那么应当优先诊断为后者。

（四）酒精依赖

酒精依赖（ICD 10 编码：F10.2）表现为有持续饮酒的内在驱动力，是长期无节制饮酒所致的神经系统综合征。其继发于前脑中部和低部关键神经传导通路的改变，这些改变很可能是永久性的。因此，饮酒由内在"动力"驱动，这种力量越来越强，以至于饮酒越来越成为常态或"固定习惯"，对外界环境的反应性较弱，而对内在欲望或下意识触发的反应较强。根据 ICD 10 改编的诊断标准在表 5.1 中列出。

表 5.1　酒精依赖的诊断标准

---

1. 饮酒的强烈欲望或渴望

2. 饮酒的控制能力受损——何时饮酒、饮酒多少及减少饮酒时是否有不适

3. 酒精的权衡优先，指其在一个人的生活中比其他活动优先

4. 耐受度提高，如达到期望效果需要饮更多酒

5. 戒断症状，发生于中断或减少饮酒时，复饮可以消除这种戒断症状

6. 尽管知道或经历过有害后果，还持续饮酒

来源：改编自 ICD 10。

同时满足上述主要诊断标准的 3 项或 3 项以上（即它们应当以"群集"的

方式出现），且反复饮酒12个月或12个月以上时（或持续饮酒至少1个月），即可诊断为酒精依赖。

（五）酒精戒断综合征

酒精戒断综合征（F10.3）是酒精依赖的常见特征，尤其出现于饮酒中断或试图减少饮酒量时。它是运动、感觉和自律高反应性的综合征，常持续4～5天，也有可能延续1周。

五、诊断的实际含义

酒精依赖是一项重要的诊断，因为它可以确定哪些患者有出现戒断症状的风险（如住院后）。另外，它是使用纳曲酮等药物进行治疗的指征。患有酒精依赖的患者，尤其经历反复出现戒断症状者，特别建议其以戒酒为目标；而高危险性或有害饮酒者则建议长期适度饮酒或少量饮酒。

六、DSM-5酒精使用障碍（alcohol use disorder）

在英国及世界许多其他国家的精神卫生领域中，美国精神病学会编写的《精神障碍诊断与统计手册（DSM）》享有权威地位。DSM-5是最新版本，出版于2013年，它将酒精依赖和酒精滥用（本质上是反复饮酒的社会后果）统称为"酒精使用障碍"。这个概念比酒精依赖范围更广，且当符合11项诊断标准（大多由原酒精依赖和滥用标准组合而成）中的2项或多于2项时就可确立诊断。在ICD 10中，酒精滥用综合了酒精依赖、有害饮酒和高危饮酒。有证据表明，酒精使用障碍的患病率高于酒精依赖和滥用的总和。然而我们可以说，

关于"酒精中毒"的札记

"酒精中毒"是一个古老的诊断学术语，可追溯至200年前。现在它仍然常用，但其含义有所改变，且不再作为诊断分类存在于ICD或DSM系统中。在许多方面，酒精中毒的概念就像是酒精依赖性的扩展版本，但它以"否认"（酒精对人体的影响程度或作用）作为一个主要特征，并有一个渐进的过程。在某些定义中，它包括许多身体和神经精神并发症。"酒精依赖"一词不包括饮酒的后果。

它的临床应用价值较小，因为不易将那些有戒断风险的，或需要以戒酒为目标的，或使用药物治疗的患者，与那些无戒断风险、不需要戒酒及药物治疗者区分开来。

七、酒精依赖的神经生物学

神经生物学知识的发展有助于解释饮酒随着时间的推移趋于日常模式化的和发生依赖的原因。

随着饮酒的反复进行，关键性神经环路逐步调整，新调整的神经环路影响奖赏、兴奋、突显和行为控制系统。这些神经环路分布于中脑的腹侧被盖区至前脑下部，并与前额回和扣带回相关。这些神经环路的变化可以看作是对反复饮酒造成干扰的适应机制。这些适应性改变导致神经传递和关键神经递质，如多巴胺、谷氨酸和 γ - 氨基丁酸（GABA）水平异常。这些改变（特别是影响多巴胺水平）反过来诱导神经纤维和突触形成发生改变，导致神经环路"重塑"并产生酒精依赖的"动力"。

受影响的关键神经环路如下：

• 奖赏系统。因为反复暴露在酒精中，边缘系统奖赏通路受到抑制，对自然奖赏的反应减弱，并发展为持续缺乏快感和动力的状态。

• 警觉神经环路。它是 GABA 介导的抑制性神经传导通路和谷氨酸介导的兴奋性传导通路构成的平衡。反复饮酒会导致相对高兴奋性状态，表现为酒精相关触发因素的反应能力提高，以及紧张和压力感知的加剧。

• 行为控制环路。它们投射至或发自前额叶脑回，有助于抑制较原始的行为反应，并使行为受认知控制。

• 突显神经环路。它往返分布于奖赏系统和扣带回。这些神经环路发生改变，导致个体对酒精强迫性活动和其他兴趣、娱乐及责任的优先级评估变化。

总之，这些神经生物学变化构成了饮酒的原始动力，因此饮酒的环境，或喜欢饮酒与否的心理机制不再构成决定饮酒的主要因素。这些神经生物学的变化导致饮酒变得更加模式化，且更多地对内部生理机制而非外界环境产生反应。

八、酒精使用障碍发展的原因和影响因素

历史上，酒精使用障碍的基本特征常与易感因素和潜在因素混为一谈（表5.2）。因此，许多人认为酒精滥用主要是生物原因所致，或单纯由于饮酒盛行而发生。

表5.2　有关酒精使用障碍的事实与谬误

假说	某些事实
道德弱点或性格缺陷	在维多利亚时代流行的学说，目前在许多社区仍然是普遍的看法。没有证据支持此假说是酒精滥用成因的主要解释。对酒精摄入量的控制障碍，如酒精依赖时所见，以及异常的行为在过去经常被解释为性格缺陷
潜在的人格障碍	酒精使用障碍曾被列为人格障碍（DSM-Ⅱ，1968年）。人格障碍假说具有一定的案例基础，但没有证据证明它们有同一原因
自己造成的疾病	虽然饮酒最初是自愿进行的活动，但行为机制（经常与潜在的病症或经历相结合）和神经生物方面的改变使饮用酒精饮料逐渐成为调控障碍，并受潜意识主导
环境影响占主导地位	人群中，环境影响无疑是一个重要因素。公认的因素包括用于购买饮料的费用与可支配收入的比例、酒精饮料的可得性（如销售网点的数量和地点）、法定饮酒年龄、随机呼吸测试和促销活动的存在。然而，这些因素对确定暴露于同样影响因素下，特定的个体出现酒精使用障碍，而其他人却不出现的原因不太有帮助
行为机制很重要	经典的条件反射、操作性条件反射和社会学习等因素均加速了反复饮酒到高危饮酒，再到有害饮酒的发展过程。然而，随后神经生物学机制重塑了掌控奖赏、压力反应、激励、突显及行为控制的神经通路。它们构成了依赖的"动力"，并成为"内在的连接"，导致长期模式化饮酒等综合征，不易逆转为"正常"饮酒
什么是触发原因？	有假说认为，复饮发生时，总存在可识别的触发原因。当然，一些触发因素已经确定，如消极情绪和同伴影响。然而，许多触发因素在潜意识层面起作用，且作用时间极短并易被忽视

人们现在认识到，酒精使用障碍是一种分离性障碍，有许多诱发因素，

包括：①遗传影响；②早年的不良经历；③潜在或并发的精神疾病，以及环境的影响；④酒精的可得性和价格；⑤酒精的法律地位；⑥在特定社会中，特定性别－年龄群体的受限程度。

在临床实践中，人们往往会看到三组患者。

1. 从青少年时期的中晚期开始饮酒，并以此作为娱乐性社会活动。消费量随着时间的推移而变化，并且受同龄人、职业、可支配收入、酒精市价、社交活动和特殊场合的影响。由于反复消费并受多种行为机制的影响，就会发展为一种不健康的饮酒模式。这被称为高危饮酒行为，当伴有问题出现时则称为有害饮酒行为。最终，通常是许多年后，饮酒成为一种更模式化的行为，而且出现了酒精依赖的其他特征。机体紊乱很常见。

2. 有酒精依赖（或"酒精中毒"）家族史的个体中，酒精对其的作用异于他人。有时饮酒是一种令人失望的经历，这时他／她会发现自己要想达到其他人群的饮酒效果就必须摄入更多酒精。在其他情况下，该类个体便迅速陷入醉酒状态。这些反应趋向于加速消费和（或）使其迅速发展为有害饮酒和酒精依赖。大多数家族易感性因素是可遗传的。

3. 饮酒可能是对不良环境、不良经历或潜在疾病的反应。纵向研究发现了许多诱发因素，包括各种虐待、创伤、某些精神疾病、身体疾病、损伤及

遗传因素的证据

遗传的生物统计学研究

- 对领养儿童的研究表明，其生物学父母有酒精依赖者，发生酒精使用障碍的可能性为普通人的四倍，而与其收养家庭无关。
- 双胞胎研究表明，与异卵双胞胎相比，同卵双胞胎在酒精依赖方面的一致性更为显著。

基因组研究

- 已知约40个基因对酒精的代谢和作用效果有不同程度的影响，其中约一半可对酒精依赖的神经通路产生影响。
- 一些遗传变异对酒精依赖的发展具有保护性——如醛脱氢酶（ALDH）的缺乏。

悲痛。不应该认为，患者所述的潜在因素之间必然有因果关系，而应假定潜在因素发挥作用的途径可能是复杂的。表5.3列出了一些个人的诱发因素和非遗传性家庭因素。

表 5.3　可能发生的不良状况和经历举例

- **虐待**——身体虐待、性虐待和（严重的）情感虐待
- **创伤**——军人（战斗性与非战斗性创伤），民间武装力量（警察、急救和消防人员）
- **童年加入黑帮**
- **人格障碍**——冲动、反社会特质与边缘型人格障碍
- **精神疾病**——抑郁症（各种形式，但关联相对较弱）；焦虑症（各种形式：社会焦虑相当强，而其他相对较弱）；创伤后应激障碍；躁郁症和精神分裂症（都有潜在可能，但患病率低，因而相对不太常见）
- **身体疾病**——慢性疼痛和残疾
- **失落和悲伤**——通常由恋爱中的人表现出来
- **角色丧失**——裁员、失业和计划外退休
- **职业**——酒精生产和销售、餐饮和招待、建筑工作和其他手工劳动和金融产业

因此，患有酒精依赖综合征的人往往不顾环境、不顾伤害并可能违背主观意愿持续饮酒，而且对内部环境变化的反应比对外界环境的更强。随着饮酒量的持续增加并导致相关伤害，患者最初可能会限制饮酒，但随后饮酒行为可能会越来越频繁，患者的饮酒量越来越大（图5.2）。

九、酒精使用障碍的后果

酒精使用障碍导致多项身体、心理和社会后果。表5.4列出了其中的一部分。

反复纵酒常会伴发某些身体疾病（患者常被描述为有害饮酒）。例如，急性胃炎、意外事故、斗殴和伤害。其他的典型发生于长期（或几乎每日）饮酒后，即为酒精依赖的特点。然而，疾病的严重性并不总与依赖症状的严重性密切相关。在许多情况下，酒精依赖具有隐匿性；可能没有明显的戒断症状，

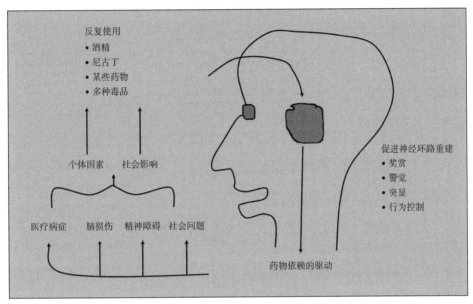

图5.2 建立观念：成瘾的恶性循环

表 5.4 酒精滥用的后果

躯体障碍	精神和神经精神障碍	社会问题
肝病（脂肪肝、酒精性肝炎、酒精性肝硬化）	意识模糊状态	关系破裂
胃食管反流	谵妄	失业
消化性溃疡	记忆障碍	社会隔离
口咽癌	执行功能障碍	经济困境
高血压	视力损伤	酒后驾驶
心律失常	焦虑障碍	遭到殴打
心肌病	情绪障碍	持续斗殴
胰腺炎（急性、复发性、慢性）	精神错乱	醉酒行为
肌病（急性、慢性）		扰乱公共治安
周围神经炎		家庭功能障碍
小脑疾病		

而通常表现为尽管已患有身体疾病，仍继续饮酒。为何只有酒精依赖时才会出现这种情况？

在 ICD10 中，这些身体并发症在特定器官或系统的相关章节列出。例如，酒精性肝硬化编码为 K70.3，酒精性心肌病为 I42.6.

反复饮酒所致的心理和认知后果分组如下，并可以在 "F" 编码的条目中找到：

- 酒精诱发的遗忘综合征（近期事件记忆丧失）：F10.6。
- 酒精诱发的精神性疾病：F10.5。
- 其他酒精诱发的神经认知综合征（包括额叶损伤、执行功能障碍）：F10.7。

十、酒精使用障碍与饮酒量的关系

尽管酒精使用障碍的发生与饮酒量之间有很强的相关性，但饮酒量本身不是任何国际诊断系统中必要的诊断标准。然而，在临床实践中，对饮酒量的评估是患者评估的关键部分。

十一、结论

每个被认为存在饮酒问题的患者都应当被定义为酒精使用障碍。这样做有许多明显的好处，例如，有利于理解：为什么被确诊为肝硬化的患者仍会持续过量饮酒（他们有酒精依赖的驱动力量，尽管这很令人捉摸不透）；是否需要对入院患者使用酒精戒断症状评定量表进行评估；特定患者的治疗目标应当是什么（戒酒或适度饮酒）。通过这种方式，可在明确诊断的基础上，实施治疗并对方案进行优化。

延伸阅读

[1] Koob GF, Volkow ND. Neurocircuitry of addiction. *Neuropsychopharmacology* 2010;35:217–38.

[2] Marshall EJ, Humphreys K, Ball DM. *The treatment of drinking problems: a guide for the*

helping professions, 5th edn. New York: Cambridge University Press, 2010.

［3］ Saunders JB, Latt NC. Diagnosis and classification of substance use disorders. In: Johnson BA, ed. *Addiction medicine: science and practice*. New York: Springer, 2011:95–113.

［4］ Saunders JB, Conigrave KM, Latt NC, Nutt DJ, Marshall EJ, Ling W, et al. *Addiction medicine*, 2nd edn. Oxford: Oxford University Press, to be published in 2015.

［5］ Wodak AD, Saunders JB, Ewusi−Mensah I, Davis M, Williams R. Severity of alcohol dependence in patients with alcoholic liver disease. *British Medical Journal* 1983;287:1420–2.

第六章　酒精使用障碍的早期发现

John B. Saunders

概述

1. 直接询问患者是评估酒精正常使用和酒精使用障碍最方便的方法。
2. 酒精使用障碍筛查测试（Alcohol Use Disorders Identification Test，AUDIT）和类似的问卷是筛查和早期检测的重要辅助手段。
3. 早期发现避免了过度检查和不当治疗，也为简要的治疗性干预提供方便。
4. 敏锐的临床医生可以识别酒精性皮肤红斑。
5. 生物学标志也有助于发现异常，但不能对其作用期望过高。

一、引言

酒精是导致多种疾病、个人和家庭问题的危险因素。另外，过度饮酒会干扰治疗，并导致患者在住院期间出现意想不到的问题。人们普遍认为，应该询问患者的酒精摄入情况，就像吸烟史被普遍认为是病史的一个组成部分。然而，在评估饮酒情况和与其有关的障碍方面仍然存在困难。以下是对如何在不同临床环境中实现这一目标的最佳实用指南。

在过去，饮酒被看作患者个人生活的一部分，除非其产生显著危害时，否则饮酒者不会被当作医疗询问的特别对象。大量证据表明，作为主要健康危险因素 —— 在全球范围内，饮酒导致了4%的总死亡和近5%的健康寿命损

询问饮酒状况的理论依据

- 询问酒精状况有助于对某种酒精相关性障碍作出诊断，而且有助于初步鉴别。
- 避免对当前症状进行不必要的、有潜在危险的检查。
- 避免不必要和无效的治疗（例如，如果高血压是酒精相关的，那么可能仅改变饮酒量就足以使血压恢复正常）。
- 鉴于过量饮酒是多种身体疾病（如消化性溃疡、肝病和癌症）公认的病因（或诱发因素），在早期阶段识别饮酒状况，可以使患者接受减少或停止饮酒的建议。
- 确定过量饮酒是导致抑郁、社交和其他方面焦虑等心理卫生障碍的病因或诱发因素，并为提出改善饮酒的建议提供基础。
- 提醒患者其身体伤害和各种创伤与饮酒有关。
- 提供个人反馈，从而使患者改善他们的酒精摄入情况，并将其作为个人健康促进计划的一部分。

失——人们越来越期望对其进行系统调查。事实上，在一些法医学案例中有人认为，医生对患者饮酒后发生的伤害疏于询问。

二、进行询问

关于酒精使用情况，应询问以下三个方面：

1. 酒精的摄入量，如饮酒的量和频率。

摄入

- 主要饮用**酒的种类**及其度数（第四章）。
- 每次或每日的**饮酒量**。
- 饮酒的**频率**（每周或每月的饮酒天数）。
- **饮酒的变异度和饮酒模式**——经常饮酒或周末活动时饮酒，还是仅局限于特殊场合？
- 一周或一个月的**累计饮酒量**。
- 饮酒的**持续时间**——应确定被调查者过去饮酒量水平的持续时间。
- **最近一次**饮酒——与酒精中毒或酒精戒断的诊断密切相关。

2. 对酒精的依赖——饮酒的"推动力"。

依赖——"推动力"

- 患者经常或在一段时间不饮酒后，或在酒精相关性因素的触发下感到有饮酒的冲动（有时称作"渴望"或"强迫症"）。酒精相关性因素有酒吧或消极情绪等。
- 对饮酒的**控制力障碍**，因而在不恰当的时间或场合饮酒，和（或）饮酒量超出其原本计划，从而使他们无法自我保护。
- 酒精**成为生活的核心特征**，其他活动、兴趣和个人责任被降级到外围。
- **耐受度提高**，如达到期望效果需要饮用更多酒。
- 停止或减少饮酒时出现**戒断症状**，通常持续几个小时（患者常因戒断症状而不再试图减少饮酒），或持续至患者为防止或缓解戒断症状而继续饮酒时。
- **不顾伤害地持续饮酒**。

3. 酒精的影响——身体、精神和社会三方面。

酒精的影响		
身体损伤	**神经精神损伤**	**社会危害**
反流性食管炎	意识模糊	好争辩
恶心和呕吐	黑矇	虐待和攻击行为
上腹痛	记忆受损	经济困境
肠紊乱	共济失调	工作缺乏上进
黄疸	周围神经病变	工作能力受损
右侧季肋区疼痛	步态异常	关系破裂
肌无力	情绪低落	离家在外的时间过多
心力衰竭	焦虑、恐惧和恐慌	易使用其他药物
复发性胸部感染	幻觉	易赌博
喉炎	个人生活或工作状况混乱	不可信赖
复发性头痛	决策不良	
意外事故与伤害	视力损伤	
患性传播疾病的风险		

三、评估

1. 应首先提出量化饮酒的问题。

2. 患者是否产生酒精依赖是一个关键问题。这对治疗目标和方法有重大影响。酒精依赖患者有戒断风险，他们最好以戒酒为目标。

这些酒精依赖（有些人使用"成瘾"一词）的特征反映了饮酒的内在动力。这反映了掌控奖赏、警觉、行为控制和突显的关键神经回路的重塑（第五章）。根据 ICD 10，六个核心诊断标准中有三项反复出现，超过 12 个月（或持续出现 1 个月），即可确立诊断。这些特征必须同时出现，因此障碍呈现综合征特点。

3. 随后关注酒精所致的问题或损伤。这些问题与损伤涵盖许多方面，包括身体健康后果、心理健康问题和一系列社会问题。

通常，患者所描述的问题都可囊括在前述三个方面。此外，患者还可能有多种非特异性身体症状，并多次就诊于全科医生、诊所或医院。

四、临床实践中的早期发现

多数情况下，可以通过问诊时提出相关问题识别患者是否饮酒。何时做出这一评估取决于患者是否提供了可能与酒精相关性不良状况有关的线索——借此将进行情况调查。如果在问诊中未提及饮酒，那么就可以在询问有关吸烟的问题后立即询问关于酒精的问题，此时这个话题相对不敏感。

从逻辑上讲，对饮酒和潜在相关问题的全面评估包括对先前列出的所有方面的询问和调查。虽然这是饮酒问题专科的实践内容，并且需要进一步探索病史的细节；但在其他领域的临床实践中，也应有简要的应对方法。这就是筛查问卷的价值所在。这些工具可以在问诊时直接使用，或供患者在候诊室内自测，或者可以在问诊时采用其中的一些问题。

五、酒精使用障碍筛查测试（AUDIT）

应用最广泛的饮酒筛查工具是AUDIT，它围绕摄入、依赖和后果三个方面构建。图6.1展示了AUDIT问卷，共有10个问题。前3个问题度量摄入情况，问题4~问题6探究可能的依赖情况，问题7~问题10询问发生问题的情况。

每个AUDIT问题都是定项选择题，问题1~问题8选择各选项的评分自左向右为0分、1分、2分、3分和4分。问题9和问题10均有三个选项，分别得0分、2分和4分。总评分范围为0~40分。

AUDIT是一种自助填写的调查问卷（有时还包括有关吸烟或目前使用药物的补充问题），可以由接待人员提供给患者，从而使医生在咨询伊始就能看到已完成的问卷。AUDIT问题也可以在咨询过程中宣读出来，尽管这需要占用几分钟的时间。

酒精使用障碍筛查测试（AUDIT）

请圈出您认为正确的答案

1. 您多长时间饮一次酒？

　　从不　　　　每月1次或不到1次　　每月2～4次　　　　每周2～3次　　　每周4次或更多

2. 您在饮酒的那天，饮酒量通常是多少单位？（1单位酒是指含有酒精10g的各种酒）

　　1～2单位　　　　3～4单位　　　　5～6单位　　　　7～9单位　　　　10单位或更多

3. 您一次喝酒达到或超过6单位的情况多长时间出现一次？

　　从不　　　　每月不到1次　　　每月1次　　　每周2～3次　　　每周4次或更多

4. 近一年来您发现自己一喝酒就停不下来的情况多长时间出现一次？

　　从不　　　　每月不到1次　　　每月1次　　　每周2～3次　　　每周4次或更多

5. 近一年来您发觉因为喝酒而耽误事的情况多长时间出现一次？

　　从不　　　　每月不到1次　　　每月1次　　　每周2～3次　　　每周4次或更多

6. 在过去的一年里，大量饮酒后的次日清晨，您需要喝一杯酒才可使自己舒适的频率如何？

　　从不　　　　小于每月　　　　每月　　　每周2～3次　　　每周4次及以上

7. 近一年来您酒后感到自责或后悔的情况多长时间出现一次？

　　从不　　　　每月不到1次　　　每月1次　　　每周2～3次　　　每周4次或更多

8. 近一年来您由于饮酒以致想不起前一天所经历事情的情况多长时间出现一次？

　　从不　　　　每月不到1次　　　每月1次　　　每周2～3次　　　每周4次或更多

9. 您曾因为喝酒弄伤过自己或别人吗？

　　无　　　　　是的，但近一年没有　　　　　是的，近一年有过

10. 您的亲戚朋友、医生或别的保健人员曾经担心您的喝酒情况或劝您要少喝一些吗？

　　无　　　　　是的，但近一年没有　　　　　是的，近一年有过

图6.1　AUDIT问卷

六、解读AUDIT

在完成含10项问题的AUDIT（评分范围是0～40分）筛查问卷中，取得8分或更高分，表示可能存在酒精滥用（包括高危饮酒）。在这种情况下，

应当对某些问题重复或拓展询问，得到肯定回答后确立酒精滥用的诊断。医生在下一阶段将会向患者提供反馈，并提出减少饮酒量的建议，并探究患者是否存在治疗需求。≥13分则应当提示医护人员患者有酒精依赖的可能性（≥15分时更有可能），这时应特别注意仔细核查并扩展询问问题4～问题6，从而确立或排除诊断。

图6.2是对所有 AUDIT 评分作进一步应对的决策树形图。

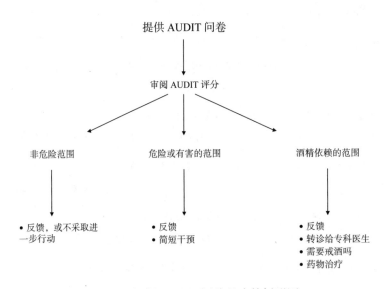

图6.2　根据 AUDIT 评分的决策树形图

七、AUDIT 的广泛价值

虽然 AUDIT 主要作为筛查工具，但它还有其他作用。例如，它可以提供关于酒精摄取、依赖性和问题（后果）三个方面的独立信息。每方面都可以单独评分，若每方面的分数≥4分，分别提示（问题1～问题3）高危饮酒、（问题4～问题6）酒精依赖和（问题7～问题10）酒精相关性问题。

还可利用 AUDIT 问卷探查到患者更多的饮酒经历，并提供有针对性的建议和治疗。从更广泛的意义上讲，由于所有 AUDIT 问题都具有较高的表面效度，因此可作为简要评估的工具，可以以每一个肯定应答为平台，进行进一步询问和给予个体化建议。

八、简化版问卷

对于许多筛查和早期检测而言，仅询问问题1～问题3就足够了。这个简化的版本被称为AUDIT-C，在筛查高危饮酒时，它与完整的AUDIT具有相同效用。男性评分超过4分，女性评分超过3分，即被认定为高危饮酒，并作为提供简单酒精干预的理论依据。

时间有限时，AUDIT问题也可单个应用，尤其适用于咨询过程中，医疗从业者想要将关于酒精的问题融合到更广泛的询问中。单独询问问题3（在过去的12个月里，你一次性饮酒6单位或更多时多久出现一次？），并以2分为阈值，就可以发现约2/3的酒精滥用者。问题3构成了简化版的两步筛查工具，即另一个流行的筛查工具——FAST调查问卷的第一步。

Paddington酒精测试（Paddington alcohol test，PAT）是由Touquet及其同事开发的，用于在急诊及其他紧急护理环境中筛查问题性饮酒（图6.3）。在这些环境中，它已被证明与AUDIT效果相当，且耗时较少。耗时多少是这些高压环境中的一个关键考虑因素。

关于CAGE的评论

CAGE是由四项问题组成的调查问卷。它是一种比较旧的筛查工具，用于早期发现酒精中毒。它出现于酒精使用和误用频谱的现代理念形成之前。所以它不能用于筛查高危性饮酒或广义上的酒精滥用。CAGE的四个问题如下：

1. 你认为自己需要减少饮酒量吗？
2. 你曾因别人对你饮酒的评价感到恼火吗？
3. 你对自己的饮酒行为感到内疚吗？
4. 晨起时，您是否需要饮酒来使自己进入正常状态？

显然，其中某些问题旨在探查较高程度的酒精依赖，尽管酒精滥用不甚严重者也可能对问题1和问题2做出肯定回答。

PADDINGTON ALCOHOL TEST 2009

'make the connection'

PATIENT IDENTIFICA TION STICKER
NAME
D.O.B.

A. PAT for **TOP 10** presentations – cicle as necessary   **B. _Clinical Signs_** of alcohol use   **C. BAC**(PTO)

1. FALL *(incl. trip)*	**2. COLLAPSE** *(incl. fits)*	**3. HEAD INJURY**	**4. ASSAULT**
5. ACCIDENT	**6. UNWELL**	**7. GASTRO-INTESTINAL**	**8. CARDIAC** *(t.chest pain)*
9. PSYCHIATRIC *(incl. DSH & OD) please state*		**10. REPEAT ATTENDER**	***Other*** *(please state)*

EARLY IDENTIFICATION TO REDUCE RE-ATTENDANCE

Only proceed after dealing with patients 'agenda' i.e, patient's reason for attendance.

"We routinely ask all patients having...(above presentation)..**do you drink alcohol?'**

---

1   Do you drink alcohol?   **YES**(go to #2)   **NO** (end)

---

2   What is the most you will drink in any one day?   (UK alcohol units)

Use the following guide to **estimate** total daily units,

(Standard pub units in brackets; home measures often three times the amount)

Beer/lager/cider	Pints (2) ☐	Cans (1,5) ☐	Litre bottles (4,5) ☐
Strong beer/lager/cider	Pints (5) ☐	Cans (4) ☐	Litre bottles (10) ☐
Wine	Glasses (1,5) ☐	750ml bottles (9) ☐	**Alcopops**
Fortified wine (Sherry Port, Martini)	Glasses (1) ☐	750 ml bottles (12) ☐	330 ml bottles (1,5) ☐
Spirits (Gin, Vodka, Whisky etc)	Singles (1) ☐	750 ml bottles (30) ☐	

If more than twice daily limits (8 units/day for men, 6 units/day for women) **PAT +ve**   (Continue to Q3 for all)

---

3   How often do you drink?

Every day   May be dependent, consider thiamine (? Nutrition) & chlordiazepoxide (?CIWA).

—— **times per week**   Advise against daily drinking.

Less than weekly   (Continue to next question)

---

4   Do you feel your attendance at A&E is related to alcohol   **YES**(PAT+ve)   **NO**

If **PAT +ve** give feedback e.g,**"Can we advise that your drinking is harming your health"**.

"It is recommended that you do not regularly drink more than 4 units/day for men or 3 units/day for women'

---

5   We would like to offer you further advice. Would you be willing to see our alcohol nurse specialist (ANS)?   **YES**   **NO**

If **"Yes" to Q5** give ANS appointment card and leaflet and make appointment in diary @ 9am to 10am.

Other appointment times available, please speak to ANS or ask patient to contact (phone number on app. card).

Give alcohol advice leaflet ("Units and You") to all PAT +ve patients, especially if they decline ANS appointment.

Please note here if patient admitted to ward ....

Referrer's Signature   **Name Stamp**   **Date:**   **PTO**

THANK YOU

ANS OUTCOME:

图 6.3   Paddington 酒精测试（PAT）

简单干预的范围

早期发现酒精滥用带来的显著效应之一即能向患者提出减少饮酒量的建议，从而使其免于遭受饮酒造成的不可逆转的损伤，或免于发展成根深蒂固的酒精依赖。许多对照性临床试验表明，简单干预，甚至仅在 4~5 分钟内提出减少酒精摄入的建议，有助于患者达到这一效果，并大幅减少随后发生的损伤并降低了住院的风险。在可以提供系统性筛查和干预的环境下，患者可以完成一份调查问卷，如 AUDIT，得到其评分反馈和饮酒情况的简要测评，并得到量身定制的减酒建议。

九、依托现代技术

AUDIT 和 AUDIT-C 等调查问卷现已改编为电子形式，可以通过笔记本电脑、平板电脑及类似工具和智能手机填写，这使自测酒精使用情况者无需咨询就能获得相应建议。相比于当面咨询，许多患者更喜欢采用这种方式。越来越多的人可以访问提供筛查服务与 AUDIT 等筛查工具的网站。特别是在年轻一代中，酒精使用的相关建议具有高度的可接受性。在人群水平，它正被采纳为减少酒精相关性危害的主要公共卫生方法之一。

十、不合作的患者

尽管对大部分人来说，询问酒精使用状况是询问病史中普通而合理的一部分，然而有些患者对其饮酒十分敏感：有些人故意隐瞒实际饮酒量（有时少说很多）；有些人以敌对态度做出回应，这使临床医生很不愉快。这种情况下，最好面对面提问，以下建议有助于减少患者的忧虑，提高他们的合作性和回答的准确性。

诱导提问饮酒史

- 在询问时表现出同情和礼貌。
- 将饮酒作为许多人日常生活的普通组成部分而提出。
- 在普通语境中提出问题，如"你上次喝酒是什么时候"——这也使患者否认饮酒会承担一定责任，从而有利于调查。
- 通过强调饮酒是许多人体疾病的病因，不断证明调查的合理性。

- 注意分散医生注意的回答，这通常表明该人酒精摄入量很高，并希望掩饰这一点。
- 潜移默化地使用"最大值"技巧ᵃ，例如"许多人都经常饮酒。你上次饮酒时喝了多少？30mL？25mL？20mL？……"然后继续说更少的数量直到患者同意那是他们的实际饮酒量（或有表示同意的肢体语言）。

a：该技巧对企图少说饮酒量的患者尤其有效，但为了高效使用这一技巧，提问者需要一些练习并具有信心。

十一、专业问卷

许多问卷可用于评估酒精滥用、精神病治疗等方面，为全面临床评估或进行完整的面谈提供了模板。其中大多数用于科研，在临床实践中不适用。适合日常使用的两组工具如下：

- 用于评估酒精依赖性的问卷［如酒精依赖严重程度问卷（severity of alcohol dependence questionnaire，SADQ）］；
- 酒精戒断量表，如临床机构酒精戒断评估（修订版）和酒精戒断量表。

十二、体格检查

体格检查的诸多发现可以反映酒精的病理生理学效应，并提示是否存在酒精滥用（表6.1）。

表6.1　体格检查结果

皮肤红斑及相关体征	体格检查结果	心理状态检查结果
面部红斑	呼吸有酒精味	焦虑和躁动
面部水肿	慢性肝病的皮肤征象	眼神交流不良
类库欣综合征表现（重复强调上述指征）	震颤	记忆受损——尤其是短期记忆
毛细血管扩张症——尤指下颌角和颧骨区	肥胖（尤指男性）	额叶损伤的指征
结膜充血	肝大	思维的具体性
舌苔厚重	高血压	抽象能力较差

（续表）

皮肤红斑及相关体征	体格检查结果	心理状态检查结果
舌面褶皱	心力衰竭（潜在心肌病）的体征	洞察力和判断力受损
皮肤增生——尤指鼻（酒渣鼻）和下颏	小脑受损的体征（特别是躯干共济失调）	决策受损
双侧腮腺肿大	周围神经炎	构词能力减退
掌腱膜挛缩	近端肌病	

十三、实验室检查

酒精滥用患者的实验室检查结果可显示多项异常。这再次反映了酒精的多种病理生理学效应。常见的生物学标志物列于表6.2中。

表6.2　酒精滥用的生物学标志物

体液的酒精浓度	血液学标物	肝功能检查	其他生理指标	酒精代谢产物
全血或血清酒精浓度	平均细胞容积（meancell volume，MCV）	γ-谷氨酰转移酶增高	糖缺失转铁蛋白	乙酸乙酯增高
尿酒精浓度	巨大红细胞血象	天冬氨酸转氨酶或丙氨酸氨基转移酶	高密度脂蛋白（HDL）-胆固醇增高	猪毛菜酚增高
呼吸酒精浓度	血小板计数降低	天冬氨酸氨基转移酶与丙氨酸氨基转移酶比值为2∶1或更大		乙基葡萄糖醛酸苷增高
唾液酒精浓度				尿5-羟基色醇增高
汗斑试验				5-羟色氨酰与5-羟吲哚醋酸比值增高
酒精浓度的实时电子测量				

尚未怀疑患者存在酒精滥用情况时，生物学标志物有助于提示该疾病的发生。图6.4描述了每日饮酒量与出现异常结果概率之间的关系。

酒精滥用的生物学标志物也可以提示酒精的暴露程度（并因此成为"检测指标"）。它们为监测患者对治疗的反应提供了很大帮助，当其水平降低或正常时，提供阴性反馈；而水平持续上升时则需密切关注。

作为筛查和早期检测手段，酒精滥用的生物学标志物也尚未完全达到最初的预期效果。这很大程度上反映了它们与直接询问酒精摄入量的问卷相比，相对缺乏敏感性。生物标志物对患有酒精依赖或慢性病的患者更敏感，但即便如此，其最多只能检测出50% ~ 60%的患者。而对临床上更广义的酒精滥用人群而言，其灵敏度可能为20% ~ 30%。 这些生物学标志物也受许多其他病理过程的影响。例如，除酒精外，尚有许多其他原因可致巨大红细胞或

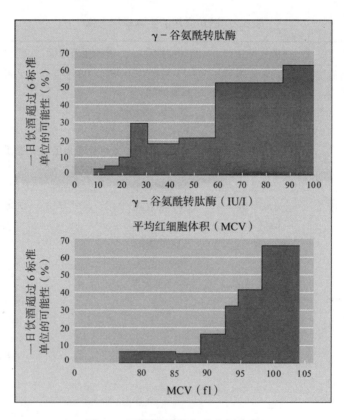

图6.4　酒精滥用的实验室标志物

肝功能检测异常，所以其特异度可能为20%～40%，依人口研究而异。

通常酒精滥用较敏感的生物学标志物是糖缺失转铁蛋白（carbohydrate-deficient transferrin，CDT）。不同的检测方法和临床人群中，它的灵敏度为50%～70%。其突出特点是对酒精滥用诊断的特异度达95%。除酒精滥用外导致CDT上升的其他原因和其他形式的肝病较易鉴别。也有某些罕见的遗传性CDT水平异常，但这些几乎没有被考虑在常规临床实践之内。

十四、酒精本身就是标志物

在患者的血液或其他体液中检测血液酒精浓度（blood alcohol concentration，BAC）是识别酒精摄入，包括酒精过量摄入的一种直接而（几乎）不可替代的方法。以这种方式检测并解释酒精摄入的关键取决于最近一次饮酒的时间。饮酒后，血液中酒精浓度以平均每小时15mg/100mL的速率下降（由于新陈代谢）。因此，如果一个人的BAC为50mg/100mL，且4小时内没有任何酒精摄入，则可以算出其最近一次饮酒后不久的BAC大约是100mg/100mL，说明其在过去的几小时内可能已经饮用了6～8单位酒精。如果他们的最近一次饮酒是在24小时之前，那么他们的酒精浓度的峰值可能是300～400mg/100mL。

因此，BAC是非常有用的酒精暴露的"现况"标志物。该标志物可提示意外事故与伤害中是否有酒精因素的参与，而且已经应用于法律和法医检测。注意，在静脉穿刺前不应使用含有酒精的拭子清洁皮肤。若某个体BAC水平高却未受损伤，则是耐受和潜在酒精依赖的良好证据。然而，BAC对衡量个体平常的酒精摄入量及其患酒精相关性疾病的风险没有帮助。

呼吸酒精分析是检测体内酒精的一种简便方法。呼吸浓度与BAC有相对固定的关系（比例为1∶2200）。必须经过足够的时间，才可使口腔中的剩余酒精全部消除。

十五、结论

早期发现酒精滥用需要与其他临床实践领域相同的技能——以礼貌、同情和非批判性的方式询问相关问题。筛查问卷对此颇有帮助；若仅用于识别，则越简单越好，但其也可以作为进一步调查的框架，并有助于为患者提供反馈。皮肤红斑和其他体格检查结果仍未被充分认识和利用。生物学标志物，特别是在指标出现异常时，可以提供额外信息，但仍需要更好的生物指标。仅在血液检查的基础上得出患者未患酒精滥用的结论是不合理的。

延伸阅读

[1] Bush K, Kivlahan DR, McDonell MB, Fihn SD, Bradley KA.The AUDIT alcohol consumption questions (AUDIT−C): an effective brief screening test for problem drinking. *Archives of Internal Medicine* 1998;158:1789–95.

[2] Hodgson R, Alwyn T, John B, Thom B, Smith A. The FAST alcohol screening test. *Alcohol and Alcoholism* 2002;37:61–6.

[3] Kaner EFS, Dickinson HO, Beyer F, Pienaar E, Schlesinger C, Campbell F, et al. The effectiveness of brief alcohol interventions in primary care settings: a systematic review. *Drug and Alcohol Review* 2009;28:301–23.

[4] National Institute for Health and Care Excellence (NICE). *Alcohol use disorders: diagnosis, assessment and management of harmful drinking and alcohol dependence* (NICE Clinical Guidelines No. 115). London: NICE, February 2011.

[5] Saunders JB, Aasland OG, Babor TF, de la Fuente JR, Grant M. Development of the Alcohol Use Disorders Identification Test (AUDIT): WHO collaborative project on early detection of persons with harmful alcohol consumption II. *Addiction* 1993;88:791–804.

[6] Smith SG, Touquet R, Wright S, Dasgupta N. Detection of alcohol misusing patients in accident and emergency departments: the Paddington Alcohol Test (PAT). *Journal of Accident and Emergency Medicine* 1996;13:308–12.

[7] Sullivan JT, Sykora K, Schneiderman J, Naranjo CA, Sellers EM. Assessment of alcohol withdrawal: the revised Clinical Institute Withdrawal Assessment for Alcohol Scale (CIWA−Ar). *British Journal of Addiction* 1989;84:1353–7.

[8] Wolff K, Marshall EJ. Biological markers of alcohol use. *Psychiatry* 2006;5: 437–8.

第七章　医疗问题

Alex Paton

概述

1. 以高危和有害的水平持续饮酒会导致机体几乎全部器官或系统受损，并可能与许多慢性病的发生发展相关，这些慢性病影响身体大部分器官，包括肝硬化、神经系统损伤、胰腺炎、心肌病、宫内发育迟缓和胎儿酒精综合征。

2. 住院患者中常见高危和有害饮酒现象；约20%以非酒精相关性原因收治入院的患者，具有潜在危险的饮酒水平。

3. 考虑怀孕的妇女应当在受孕和怀孕的前3个月避免饮酒。如果女性想要饮酒，那么她们的饮酒水平需要控制在每周1～2次，每次1～2单位，而且不应醉酒。

一、引言

在讨论医学问题之前，值得强调的是，过量饮酒所造成的80%以上的伤害都是社会经济方面的，而非生理方面的；严重的生理损害罕见，而且往往是不可逆转的。酒精滥用同糖尿病一样常见，而且它已经取代梅毒，成为与其他疾病有最多相似症状的疾病。酗酒者及其亲属和卫生专业人员不愿正视这个问题，使其多样的症状更为复杂。此外，由于机体大部分器官都可能受到影响，对相应严重疾病的治疗方法就需要由医生寻找其指征。专注于这些具有迷惑性的严重疾病毫无帮助，因为未出现这些疾病只能给人一种虚假的安全感。所以在这里不会详细讨论这些疾病；相反，我们需要强调许多非特异性的症状，它们常常模糊、复杂、兼具身心表现，而且不一定被纳入公认的诊断模式。

一些酗酒者因饮酒状况而就诊，还有一些人在健康体检中被检出肝大或血象异常，但大多数问题饮酒者都被遗漏了，因为医生没有获得其饮酒史，或没有意识到其症状的重要性。调查显示，在住院病房中，约20%的患者饮酒过多，但大多未被发现；类似结果几乎完全适用于就诊于医院的其他科室和全科医生的患者。

二、发现问题饮酒者

问题饮酒者傲慢、诙谐、过于亲近且在咨询情景下不相适宜的行为方式有时可能提示一些线索，例如，问题饮酒者可能会狡黠地回答初步提问，并常常矢口否认。医生应该同情地看待患者的症状，而不是置之不理；重要的是，不要妄下结论或失去患者的信任。

病史上的某些特征可以提供其他证据（框7.1）。有时，咨询者可能是因家庭和孩子的问题而来的患者配偶，但他们很可能不愿意透露真实原因。

框 7.1　大量饮酒可疑指数高的情况

- 因一些不易诊断而相对轻微的主诉而反复就诊或入院。
- 没有明确原因的胃肠道症状。
- 类似心绞痛的胸痛或心律失常所致的心悸。
- 男性原发性高血压，药物治疗不能有效控制。
- 中、青年人群尿糖为弱阳性。
- 痛风，不论其急性发作的诱因为何。
- 发生意识错乱，尤其是在陌生环境中，或在疾病、手术或丧亲等压力事件之后。
- 中年首次发作的癫痫。
- 老年人扭伤、跌倒或失禁。
- 不明原因的贫血或肝大。
- 严重的胸部感染，治疗反应不佳。
- 类库欣综合征、甲状腺功能亢进症、嗜铬细胞瘤或类癌综合征的内分泌特征。

家族史可能提示酒精滥用、绝对禁酒、抑郁、家庭破裂、在大家族中持续存在的危险因素。吸毒、吸烟、夫妻不和、配偶饮酒可能是家庭功能失调的特征。

爱尔兰人和苏格兰人似乎比英格兰人饮酒多，而且更容易产生躯体损伤。其他欧洲人也可能有饮酒问题，因为他们有大量饮酒的社会习惯。穆斯林男子饮酒的禁忌正被打破，因此他们易受伤害，但出于羞耻而不愿寻求帮助。

体征

如果表现出某些征象，那么它们可能是有用的指征：由于毛细血管扩张而肿胀多血的面容（图7.1a），充血的结膜，酒渣鼻，陈旧的酒精味（有时被薄荷或剃须后涂抹的润肤液的气味掩盖）及易出血、红肿、受伤的齿龈。约1/3的问题饮酒者有类库欣综合征的面部表现。皮肤温暖潮湿，脉搏强劲快速，震颤的尼古丁染色的手指，有时提示假性甲状腺功能亢进症。其他需要寻找的症状有手掌红斑、双侧掌腱膜挛缩、腮腺肿胀（罕见）和耳部或手部痛风石（图7.1b）。腹型肥胖也很常见，有时伴有男性乳腺发育症和腹纹（图7.1c）。淤血和瘢痕提示陈旧性创伤。

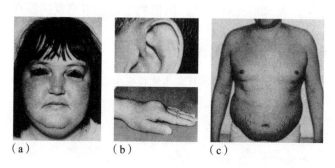

（a）　　　　　　（b）　　　　　（c）

图7.1　某些症状可能是有用的指征。（a）肿胀、多血面容；（b）手部与耳部痛风石和；（c）腹型肥胖与男性乳腺发育症

三、发病率

中毒，例如，狂欢纵酒引起的酒精中毒，可能伴有严重的代谢紊乱（酒精性酮症酸中毒）、心律失常、神经麻痹、脑卒中和呼吸衰竭。

常作为酒精损伤的标志、最广为人知的生理并发症是肝硬化（框7.2），尽管只有不到10%的大量饮酒者会患此症。特别是在女性中，该数据一直在稳步上升，反映了过去20年中酒精滥用的增加。其他尤其易受损伤的器官均未被深入研究，但胃肠道长时间暴露于酒精中可能引起食管炎、胃炎、口腔癌、食管癌、喉癌（伴严重吸烟时可发生喉癌）、腹泻，以及胰腺炎 —— 这是酒精滥用最令人不快和痛苦的后果之一 —— 这是可以理解的。

此外是心血管系统，高血压和心律失常发生相对频繁。在美国，心房纤颤被称为"假日心脏"，因为它尤其易在相对不常饮酒者周末和假日饮酒时发生。

室性心律失常是酒精中毒人群猝死的可能原因。酒精也可引起心肌疾病，曾仅局限于男性，但目前越来越多的女性被确诊。

　　酒精滥用引起的脑损伤可能与早年脑卒中、脑萎缩、硬膜下血肿、痴呆和韦尼克 – 科尔萨科夫（Wernicke–Korsakoff）综合征有关，其中急性意识错乱状态可通过注射维生素 B_1 显著改善（第八章）；另外，可发生短期进行性记忆丧失。我们也应认识到，酒精可引起幻觉和失忆（黑矇和神游症）、酒精性精神病、饮酒和药物过量（通常是致命的组合）、抑郁症及自杀。

　　营养不良方面，饮酒者可因缺乏维生素 B_1 导致脚气病，或由于缺乏维生素 C 导致坏血病，或因缺乏叶酸导致巨细胞贫血。大量饮酒抑制了免疫系统，从而增加了严重感染的风险。肥胖、不孕不育和不明原因的激素与代谢改变，始终被认定为过度饮酒所致（图7.2）。

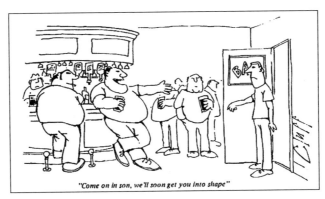

"Come on in son, we'll soon get you into shape"

图7.2　肥胖、不孕不育和不明原因的激素与代谢改变可能不总被认为是过度饮酒的结果
来源：经 Pressdram Ltd, London 许可转载，© Pressdram Limited 2014。

　　特别是女性，可能遭受月经失调和流产，如果饮酒量极大且持续饮酒，可能导致胎儿生长迟缓，且随后可能发生行为和认知障碍。幸运的是，胎儿酒精综合征非常罕见，只有1% 饮酒过量的母亲会影响胎儿。在英国，一般对考虑怀孕的女性提出如下忠告：在受孕期间和怀孕前三个月应该避免饮酒。如果女性想要饮酒，那么其饮酒水平需要控制在每周一次或两次，每次1～2单位，而且不应醉酒。在怀孕期间的安全饮酒量是不确定的；但摄入水平低时，没有证据表明胎儿会受到伤害。

框 7.2　与大量饮酒相关的不良状况。另参见图 7.3

与大量饮酒相关的不良状况

肠道和肝脏
- 晨起厌食
- 消化不良
- 胃灼热
- 呕吐
- 出血
- 黄疸
- 食管炎
- 胃炎
- 食管黏膜撕裂症
（Mallory Weiss syndrome）
- 口腔-消化系统癌症
- 憩室炎
- 胰腺炎
- 肝炎/肝硬化/肝癌

妇科
- 月经不调
- 经前期紧张
- 不孕不育
- 流产
- 胎儿发育缓慢
- 酒精对胎儿的影响
- 胎儿酒精综合征
- 乳腺癌

胸部和心脏
- 心悸
- 胸痛；类似心绞痛
- 支气管炎
- 哮喘
- 心律失常
- 高血压
- 大叶性肺炎
- 肺结核
- 肋骨骨折
- 脚气病导致的心力衰竭

激素和代谢
- 体重增加或减少
- 高血糖
- 勃起功能障碍
- 不孕不育
- 肥胖
- 高血糖或低血糖（酗酒）
- 假性库欣综合征
- 营养不良——维生素 B_1、维生素 C（坏血病）、叶酸缺乏
- 酒精性酮症酸中毒（酗酒）

神经系统
- 震颤
- 出汗
- 潮红
- 失眠
- 头痛
- 黑矇
- 痉挛
- 意识模糊
- 注意力不能集中
- 记忆问题
- 焦虑或抑郁
- 幻觉

肾脏
- 腰痛
- 尿中带血
- 盆腔—输尿管梗阻
- 慢性肾炎
- 横纹肌溶解所致的肌红蛋白尿

皮肤、肌肉、神经和骨骼
- 淤血、瘢痕
- 潮红
- 痤疮酒糟鼻
- 银屑病
- 大腿无力
- 肌病
- 腿部烧灼感
- 周围神经炎
- 周六晚麻痹（酗酒）
- 横纹肌溶解（酗酒）
- 掌腱膜挛缩
- 背痛
- 骨质疏松症
- 风湿病
- 痛风
- 反复受伤
- 骨折

免疫系统
- 免疫缺陷
- 感染，包括 AIDS

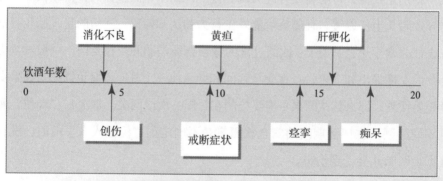

图 7.3　重度饮酒者一生中并发症的发展模式

四、死亡率

英格兰和威尔士一年约有33 000人死于酒精滥用。医生对酒精因素缺乏认识并不愿将酒精因素纳入死亡证明书，意味着这个数字可能被低估；例如，肝硬化的死亡率可能高达官方数据的5倍（图7.4）。此外，尽管越来越多的女性受到影响，也越来越容易受到伤害，但在死亡人数方面，男性仍占很大的比例。

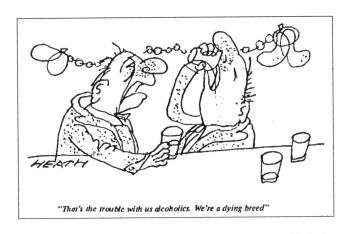

"That's the trouble with us alcoholics. We're a dying breed"

图7.4 英格兰和威尔士一年约有33 000人死于酒精滥用

来源：经 Pressdram Ltd，London 许可转载，© Pressdram Limited 2014。

通常将酒精引起的死亡分为两类：①与酒精有明确相关性的死亡，即酒精中毒和酗酒、致命的意外和暴力、自杀和已知的酒精性脏器损害；②与酒精过量有关的死亡，如某些癌症、冠心病、脑卒中及一些神经精神疾病。在人群中，前者的死亡率在过去20年里增加了1倍。普通人群摄入可致生化改变的饮酒量时，可使死亡率翻倍。

五、适度饮酒对心脏有好处吗？

适度饮酒与减少冠心病死亡有关，这一流行病学证据曾引起人们极大的兴趣（图7.5）。如果禁酒者的相对风险为1，那么在适度饮酒的人群中相对风险可

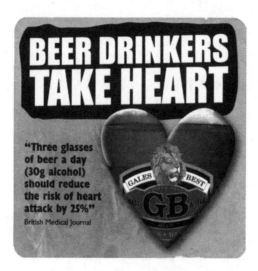

图7.5　……将信将疑地采用啤酒商的评论

能低至0.5，而在酗酒人群中又增加超过1——呈"U"形或"J"形曲线。

每周饮酒2～3次，一次饮用1～2单位可以产生这种"保护性"效果，而且产生这种效果似乎是因为酒精，而不是任何特定类型的酒精饮料。一个可能的原因是酒精减少凝血并增加保护性脂蛋白，而那些推崇红酒的人指出，抗氧化剂的存在有助于对抗酒精分解过程中产生的氧自由基。

> 与酒精有关的各种死亡往往较早发生，通常在40～60岁。

很多支持"保护性"作用的流行病学证据都是基于对中产阶级中年白人男性的研究，而酒精不太可能成为战胜冠心病的万能药。心脏疾病患者中女性和年轻男性饮酒者罕见，且酗酒者可能过早死于酒精损害，因而代表性差。适度饮酒的益处似乎存在于老年男性和绝经后女性。呼吁酗酒者，坚决抵制用红酒来"保护心脏"的行为，因为过量摄入不仅会引起心脏病发作，而且还会损害其他器官。

> 将酒精可能挽救的生命数量等同于其致死人数，忽略了过量饮酒有潜在危险这一关键点。

延伸阅读

[1] Day C. Whogets alcoholic liver disease: nature or nurture? *Journal of the Royal College of Physicians of London* 2000;34:557–62.

[2] Edwardsg, Peters TJ, eds. *Alcohol and alcohol problems*. Edinburgh: Churchill Livingstone, 1994.

[3] Kemm J. Alcohol and breast cancer.*Alcoholism* 1998;17:1–2.

[4] Royal College of Physicians. *A great and growing evil. The medical consequences of alcohol abuse*. London: Tavistock, 1987.

第八章 急诊遇到的问题及对策

Zulfiquar Mirza 和 Robin Touquet

概述

1. 急诊科收治大量有酒精相关疾病的患者。
2. 急症科是确定问题的理想环境。
3. 干预作用显著。
4. 转诊给酒精护理专家可以减少复诊。
5. 酒精可以掩盖严重的潜在病变。

一、引言

全英国的急诊科（emergency departments，EDs）都对有酒精相关性问题的患者非常熟悉，对那些一同候诊的完全清醒者也是如此。2014年，约100万患者因酒精引起的相关问题入院（图8.1）。在英国，犯罪、扰乱公共秩序和卫生方面，总支出约200亿英镑，国家医疗服务体系（NHS）支出约30亿英镑。人类生命、家庭暴力和痛苦的代价是不可估量的。

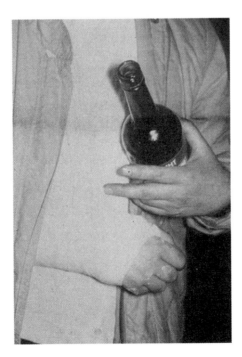

图8.1　柯莱斯（Colles）骨折患者手握一瓶"Thunderbird"

二、急诊的作用

急诊科不仅为有酒精相关性问题的患者提供治疗，也为预防因酒精相关性意外再次就诊提供极佳的教育机会（图8.2）。在急诊就医的时间是一个"可教育的时刻"，此时患者最容易倾听医护专业人员（医生、护士或酒精卫生工作者）的建议，并意识到自己可能饮酒过度，从而建立起饮酒与急诊就医的联系。通过这种方式，患者被鼓励"考虑改变"（即减少饮酒），因为大多数人发现到急诊就医既不受欢迎又让人不快。在4小时目标的压力之下，急诊科是极度繁忙的地方，因此早期确诊这类患者是一项挑战。不过，在有内部酒精护理专家（alcohol nurse specialists，ANSs）或酒精卫生工作者（alcohol health workers，AHWs）提供支持性简单干预、教育、AUDIT 测试及反馈的情况下，这一挑战不难应对。初级医生现在通常每4个月轮转一次工作，这是一个必要的轮转过程。

从识别患者的酒精相关性就诊，到治疗急性的、有生命威胁的紧急状况

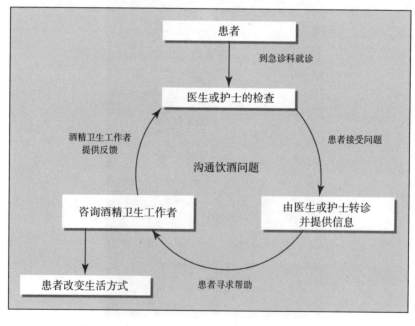

图8.2　检测、转诊与咨询的循环过程

或其他较轻的疾病，全部由急诊医生发挥作用。患者随后可以在 ANS 的评估下转诊，ANS 能够提供宝贵的专业帮助。ANS 随后可能将患者转诊至社区酒精服务处。

三、在急诊中检测病情

有充分的证据表明，在急诊科早期确诊并给于简短建议是非常有效的。事实上，已有两项系统综述的结论表明，这一策略可以降低酒精摄入量及其引起的危害。最受关注而常用的急诊检测手段是 PAT——一项不断发展的教学性临床工具，最新版本是 PAT 2009（框 8.1——第六章，图 6.3）。

> **框 8.1　PAT 2009 酒精滥用临床评估（Touquet 和 Brown，2009）**
>
> PAT（2009）是将急诊就医与饮酒"**建立联系**"的临床治疗性工具。PAT 是为了充分利用"**机会性可教育时间**"而专门开发的。
>
> 任何急诊医生或护士都可以按照 PAT 为大多数患者提供少于 2 分钟的**简短建议**。
>
> **首先**——获得患者的信任：**首先**处理患者的就诊原因，这样他们会处于能够接受简短建议（1 ~ 2 分钟）的思维状态。
>
> 然后，对"**十大**"表现或有饮酒征象者进行 PAT 测试。
>
> 大多数饮酒的患者做 PAT 测试仅需不到一分钟的时间。
>
> 提出**简短建议**后，ANS 会提供一个**简单干预**。
>
> **简单干预**是由 ANS 或 AHW（而非常规意义上的临床急诊人员）提供的超过 20 分钟的专科会谈。
>
> **这减少了患者反复到急诊部门就医的可能性。**

这是在时间宝贵的情况下，为简短而程序化的应用而设计的。谨记急诊科与酒精滥用相关性最强的"十大"表现：跌倒、晕厥、头部创伤、袭击、意外事故、感觉不适、非特异性胃肠道症状、精神症状、心脏不适，以及反复就诊。它们反映了约 60% 的急诊就诊总量，尤其是通过询问"你认为你此次就诊与饮酒有关吗"，可以通过填写调查问卷获取大量信息——检查出大量酒精滥用者。有选择性的、有针对性的识别可以发现一部分患者，通过引导他们关注病因和后果——饮酒与急诊就诊——可以增加得到积极应答的机会，并减小复诊的可能性。

在解决患者现有的临床问题后，伴随早期识别和简短建议（仅1～2分钟，由管理患者的医生或护士提出）的，是转诊至专业 AHW，进行时间更长（20～30分钟）、更有条理的简单干预。这一方法的益处已被随机试验证实，即每两例患者转诊到 AHW，在随后的12个月内就会减少一例复诊。如果患者当天就约到了 AHW，那么近2/3会参加；当间隔为2天时，则降至28%。因此，"可教育时刻"的半衰期小于48小时。最近，一项在187所英国急诊部门中开展的横断面调查显示，PAT 是最常用的（40.5%）测试。

另一种为人们熟知的、易用于急诊部门的筛查工具，是四题版 FAST 测试。有12个问题的"金标准"——酒精使用障碍筛查测试（AUDIT）（对急诊应用来说太长了）的删减版调查问卷是 AUDIT-C，它由3个快捷问题组成，可用于及早识别潜在的依赖者及有害的、高危的饮酒者。最后，修改版的单纯酒精筛查问卷（Single-Alcohol Screening Questionnaire，SASQ）可用于多中心问题饮酒者筛选和干预（screening and intervention for problem drinkers，SIPS）研究。

SIPS 进一步证明，在有 ANS 或 AHW 的地方（http://www.sips.iop.kcl.ac.uk/），"酒精冠军"的出现与提供成功的早期识别和简单干预相关。

四、临床表现与复苏

高级生命支持（advanced life support，ALS）口诀：气道、呼吸和循环仍被应用于急诊抢救室中患者的初步管理。排除低血糖或高血糖是当务之急——因为二者都可能与酒精滥用有关，而且都是意识减退或"晕厥"的病因。

（一）气道

酒精滥用者常因头部创伤到急诊就诊（第十二章）。气道问题的产生可能是由于其意识水平下降，随后咽反射消失，不能保持气道通畅。这一情况被酒精对中枢神经系统的抑制作用进一步加剧，且酒精可能与患者同时服用的其他合法或违禁药物一同起作用。患者可能需要高流量氧气或保持气道通畅，框 8.2　**急性酒精使用的临床表现，即："SAFE moves:ABCDE"**

"S" 气味（smell）：酒精味。

"S" 讲话（speech）：语量和语速变化不定；说话含糊不清、逻辑混乱。

"A" 影响（affect）：判断不定和行为失当；欣快或抑郁；合作性下降；情绪化。

"F" 面容（face）：多汗或潮红（类库欣综合征——慢性）。创伤？

"E" 眼睛（eyes）：结膜充血、眼球震颤[a]、眼肌麻痹[a]。

"Moves" 动作：精细运动控制[a]、共济失调（急性小脑综合征）[a]、大运动控制（走路）[a]、（躯干共济失调——慢性）。[a]

"A" 气道（airway）：打鼾与气道阻塞；呕吐物吸入；食管-贲门黏膜撕裂（Mallory–Weiss）综合征？

"B" 呼吸（breathing）：慢或浅，缺氧合并 CO_2 潴留。空气吸入？

"C" 循环（circulation）：心动过速、心律不齐；低血压；血管舒张和热量损耗；晕厥；尿潴留或失禁。脱水？

"D" 残疾（disability）：警觉性改变[a]、意识不清[a]、幻觉[a]、困倦。格拉斯哥昏迷评分（GCS）？

"E" 暴露（exposure）：新旧擦伤、撕裂伤、刺伤、黄疸、消瘦、老年性消瘦。

a：Wernicke 综合征的可能征象——静脉注射硫胺素,(UK: Pabrinex) 用于填写临床戒断反应评估量表（CIWA）时检测戒断症状。

特别是格拉斯哥昏迷评分（GCS）≤ 8 分者。

（二）呼吸

过量饮酒可导致吸入性肺炎等呼吸系统问题，极端情况下可致呼吸骤停。在这种情况下，适用全英国复苏 ALS 指南。一个非常有用，却经常被遗忘的呼吸受损指标是呼吸频率（正常 12 ~ 20 次 / 分钟），结合血氧饱和度的监测，可评估是否存在 CO_2 潴留和呼吸或代谢性酸中毒。

（三）循环

循环衰竭表现为心动过速、低血压、毛细血管再灌注时间增加、苍白、出汗及肢端寒冷，这也有可能由未发现的肝硬化和胃食管静脉曲张出血所致。非常重要的是，识别任何可疑的胃肠道出血为非静脉曲张导致或静脉曲张破裂所致的可能性相同。因此，及时进行内镜检查对此类患者非常重要。未进行判断是否存在出血的直肠检查、未寻找肝病导致的皮肤红斑（第十一章）都是不完整的。伴有肢端温暖的休克可能是感染性休克，因为酒精依赖者和肝硬化患者更容易被感染。

立即采取的处理措施应包括如下内容：将两个大口径套管置于肘窝，采血做全血细胞计数、凝血试验、肝功能检测、肌酐和电解质检测、血糖检测、淀粉酶检测、交叉配血和基线血液酒精浓度（blood alcohol concentration，BAC）测定。原始 BAC 大于100mg/100mL 的患者在开始戒酒时，更容易出现震颤性谵妄（DTs）的症状，应当保证早期发现和预防。另外，急诊抢救室的气氛紧张；患者通常很虚弱，因而对其管理应按照标准化流程进行（如 ATLS 中"ABCDE"所示）。首先应要求检测 BACs（框8.3）。BAC 可能是低的——低于50mg/100mL——此时可排除酒精是引起意识丧失的原因。了解 BAC 有助于临床判断和决策。当 BAC 较高时，应当为患者离开急诊抢救室后转诊的 ANS 或 AHW 标记出其水平。记住，对于已经耐受的饮酒者，BAC 高达600mg/100mL 是有可能的（这说明简单干预至关重要）。

框 8.3　在急诊抢救室中的特殊检查

包括血液酒精浓度（BAC），应检测所有虚弱的患者——但尤其针对有以下三种表现者

1. 创伤。
2. 晕厥。
3. 精神症状。

参见：Touquet et al.（2008）。

然而，实验室检查 BAC 需要一小时才能得出结果。"酒精检测棒"（图8.3——与血糖检测棒工作原理类似）可以为临床管理提供即时的床旁结果，是极其有用的工具。如果要对慢性酒精滥用者静脉注射（或肌内注射）B 族维生素，应确保事先做了 BAC 检测（或用"酒精检测棒"检测）。

五、戒断症状

有饮酒问题的患者可能表现出大量症状，包括意识不清、烦躁不安、焦

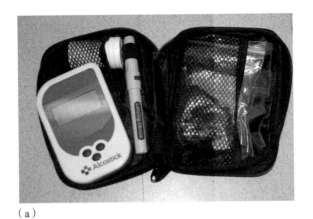

（a）

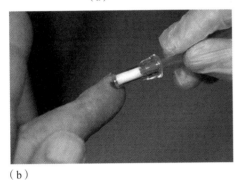

（b）

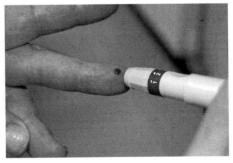

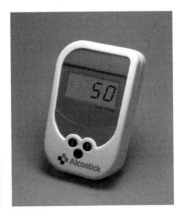

（c）

图8.3　（a）酒精检测包。（b）刺手指取血，用于测量（酒精），操作同血糖检测棒。

（c）一分钟测血液（酒精）浓度——与测血浆（葡萄糖）浓度的方式相同。（由"Sure Screen Scientifics"，Derby 制造）

虑、出汗、恶心、呕吐、震颤、心动过速、幻觉和癫痫发作。苯二氮䓬类是治疗戒断症状可选用的药物［英国国家卫生与保健优化研究所（National Institute of Health and Care Excellence，NICE）CG 100］。酒精依赖者可能同时存在慢性酒精滥用和不良饮食，两者共同作用可导致维生素 B_1 缺乏，并进展为韦尼克脑病。这相对常见且有可能是致命的——如果早期治疗，病变可逆转——但常常不能被早期发现或诊断。意识不清、共济失调，以及不同程度意识受损的表现，难于或不能同醉酒相鉴别，特征性的眼部指征，如眼球震颤、眼肌麻痹，只出现在25%的患者中（参见第十四章相关内容）。因此，一旦怀疑患者仍处于醉酒状态时，就应肠外应用复合维生素 B。即使在患者合作的情况下，口服治疗也可能无效（吸收较少）。唯一可用的静脉注射治疗药物是 Pabrinex®，含有维生素 B_1、核黄素（维生素 B_2）、吡哆醇（维生素 B_6）、抗坏血酸和烟酰胺。Pabrinex® 应加入到100mL 晶体液中稀释，静脉滴注30分钟以上（过敏反应罕见）。肌内注射 Pabrinex®（含有苯甲醇成分）用于局部麻醉，可用于缺乏静脉通路的患者。

对缺乏经验的急诊医护人员而言，管理醉酒患者颇有压力。如果"工作场所"具备已经通过临床训练的 ANS（他们通常有处方权），不仅能提高对这类有挑战性的患者的服务水平，还能缓解同事的压力并促进相互尊重，从而普及酒精管理方面的教育。

六、酒精和创伤

（一）摔伤

头部创伤是醉酒患者到急诊部门就诊的常见原因。这可能是其行走时因步态不稳而跌倒，或从高处摔下所致。

处理这些问题具有挑战性，因为意识抑郁水平可能不是酒精本身所致，而是由潜在的颅内出血造成的（硬膜下血肿）。

（二）家庭暴力

有酒精相关问题的患者可能是家庭暴力的始作俑者或受害者，急诊医生必须保持高度怀疑。

（三）道路交通事故

众所周知，酒精在交通事故中起关键作用。道路交通事故经常引起多重损伤，其原因可以是酒后驾车或醉酒行人被迎面而来的车辆撞伤。需要根据高级创伤生命支持指南进行完整的创伤处理。醉酒状态使医生无法通过问诊清楚了解颈椎的情况，因此可能需要对大脑和颈椎行 CT 扫描。

（四）急诊部门中的酒精与多学科工作团队

有酒精相关问题的患者常并发精神疾病。他们的急诊就医为精神科医师的加入和 ANS/AHW 的联合评估提供了理想机会。皇家内科医师学会建议所有配备急诊科的医院都应采用后者接诊这类患者。ANS/AHW 不仅是教育和支持这些患者的理想资源，而且还能充分利用"可教育时间"。ANS/AHW 有助于确保这些患者顺利过渡到社区服务。每个急诊科或急诊医院其他科室中 ANS/AHW 队伍的建立，也许是新千年里，在酒精滥用患者管理方面取得的最大进展。

延伸阅读

[1] Crawford MJ, Patton R, Touquet R, Drummond C, Byford S, Barrett B, et al. Screening and referral for brief intervention of alcohol-misusing patients in an emergency department: a pragmatic randomized controlled trial. *Lancet* 2004;364:1334–9.

[2] Kaner EF, Dickinson HO, Beyer F, Pienaar E, Schlesinger C, Campbell F, et al. The effectiveness of brief alcohol interventions in primary care settings: a systematic review. *Drug and Alcohol Review* 2009;28:301–23.

[3] Nilsen P, Baird J, Mello MJ, Nirenberg T, Woolard R, Bendtsen P, et al. A systematic review of emergency care brief alcohol interventions for injury patients. *Journal of Substance Abuse Treatment* 2008;35:184–201.

[4] Thomson AL, Cook CCH, Touquet R, Henry JA.Royal College of Physicians report on alcohol: guidelines for managing Wernicke's encephalopathy in the A and E department. *Alcohol & Alcoholism* 2002;37:513–21.

[5] Touquet R, Brown A. PAT (2009) – revisions to the Paddington Alcohol Test for early identification of alcohol misuse and brief advice to reduce emergency department

re-attendance. *Alcohol & Alcoholism 2009a;*44:284–6. Open access http://alcalc. oxfordjournals.org/cgi/reprint/agp016?ijkey=HImeNEO7f6izT0F&keytype=ref (accessed 18 September 2014).

[6] Touquet R, Brown A. Pragmatic implementation of brief interventions. In: Cherpitel CJ, Borgesg,giesbrecht N, Hungerford D, Peden M, Poznyak V, et al., eds. *Alcohol and injuries.*Geneva: World Health Organization, 2009b: Chap 12.4. http://www.who.int/ substance_abuse/msbalcinuries.pdf (accessed 18 September 2014).

[7] Touquet R, Csipke E, Holloway P, Brown A, Patel T, Seddon AJ, et al. *Resuscitation room blood alcohol concentrations: one-year cohort study.* Emergency Medicine Journal 2008;25:752–6.OPEN ACCESS. http://emj.bmj.com/cgi/content/short/25/11/752?keytype =ref&ijkey=ObfG2ppgeG5Gwwr (accessed 18 September 2014).

[8] Williams S, Brown A, Patton R, Crawford MJ, Touquet R. *The half life of the 'teachable moment' for alcohol misusing patients in the Emergency Department.* Drug and Alcohol Dependence 2005;77:205–8.

第九章 青少年人群的饮酒问题

William Christian，Sian Veysey 和 Anne Frampton

概述

1. 年轻饮酒者的数量似乎正在下降。

2. 然而，对于那些饮酒者来说，饮酒量正在增加，这一定程度上是由于酗酒的增加。

3. 多数儿童在家中首次接触酒精，父母对其可产生积极或消极影响。

4. 对接触可能存在酒精滥用问题的儿童、青少年及其家长的临床医师而言，了解当地的保护程序是必不可少的。

一、酒精在青少年中的流行

儿童饮酒的原因是多方面的（表 9.1）。许多儿童第一次饮酒的经历发生在家中，多达3/4的儿童认为父母是其是否饮酒的主要影响因素。有人认为，年轻人认可的"正常"的饮酒量正在增加。在英国，这一监测与成年人在家饮酒量增加有关。

表9.1　影响儿童酒精摄入量的常见因素

如果出现如下情况，孩子可能饮更多酒
• 缺乏家庭支持或家长监督
• 有酒精滥用问题的家族史
• 年轻人获得可支配收入的途径增多
• 购买廉价酒精的途径增多
• 接触有吸引力的广告材料
• 同龄人对饮酒的期望增加

在过去的20年中，11～15岁的年轻人每周饮酒量显著增加（表 9.2）。其中一部分增加可能是因为年龄较大的孩子更可能酗酒。

然而，15岁以下的年轻人中饮酒的总人数似乎正在下降。2010年，一项由 NHS 信息中心委托的，对英国中学生进行的调查显示，只有45%的11～15岁的孩子曾经尝试过饮酒，而2003年为61%，2009年为51%。

表9.2　11～15岁的年轻人周平均饮酒单位数（1990—2009年数据）

| 性别 | 1990—2007 | | | | | | | | | | | | | 2007—2009 | | |
	1990	1992	1994	1996	1998	2000	2001	2002	2003	2004	2005	2006	2007	2007[a]	2008[a]	2009[a]
男孩	5.7	7.0	7.4	9.7	11.3	11.7	10.6	11.5	10.5	11.3	11.5	12.3	9.6	13.1	16.0	11.9
女孩	4.7	4.7	5.4	7.0	8.4	9.1	8.9	9.6	8.5	10.2	9.5	10.5	8.8	12.4	13.1	11.3
合计	5.3	6.0	6.4	8.4	9.9	10.4	9.8	10.6	9.5	10.5	10.5	11.4	9.2	12.7	14.6	11.6

注：a：2006年计算酒精单位的方法发生了改变，这使其难以与此前公布的数据直接比较

来源：The Information Centre for Health and Social Care.Smoking, drinking and drug use among young people in England in 2009. © http://www.hscic.gov.uk.

与欧洲其他国家相比，英国15～16岁的孩子更有可能在过去的30天内饮酒（65%，欧洲平均值为57%）和纵饮（52%，与之相比，欧洲平均值为32%，在过去的30天内一次饮酒5个单位及以上）。

二、酒精政策与青少年

2012年政府出台了饮酒问题相关政策。旨在减少年轻人的饮酒量，并解决部分在表9.1中列出的年轻人饮酒增多的原因。

干预措施包括提高酒精的最低单位价格，为处理年轻人饮酒问题的地方机构提供更大的权限，向年轻人提供关于饮酒风险的明确信息，并与广告商合作，减少广告中酒精对年轻人的吸引力。

表9.3列出了涉及青少年和酒精的其他政策。

三、酒精与妊娠

孕期酒精摄入对未出生胎儿的影响及对孩子出生后童年发展的影响，以及二者之间的关系，极为错综复杂且尚未充分阐明。虽然有一些证据表明量效关系的存在，但在规律饮酒和酗酒之间似乎并没有最低阈值或明显的差异。众所周知，孕期任何阶段的酒精摄入都可以导致胎儿认知、行为和生理的一系列问题，统称为"胎儿酒精谱系障碍"，当这些情况最严重时，即可确立胎儿酒精综合征的临床诊断。诊断胎儿酒精综合征需要满足4项标准：

1. 出生前和（或）后生长缺陷。

表 9.3　政策、青少年和酒精

《青年酒精行动计划》（儿童、学校和家庭，2008）	三个主要策略——（Ⅰ）与警察和法院合作，制止未成年人饮酒；（Ⅱ）为父母和青少年提供饮酒对儿童和青少年产生影响的健康信息；（Ⅲ）与酒类生产商合作减少酒精对18岁以下人群的销售，并以更负责任的方式推销酒精
《每个孩子都重要：为孩子而改变（2004）》 《每个孩子都重要：为青少年和毒品而改变（2005）》	目标是每个孩子都有他们所需的健康支持条件；安全；娱乐和成就；做出积极贡献；经济状况良好。强调多机构协作，其重点包括减少酒精和毒品的危害。该方案于2005年更新
《安全、合理、社会：国家酒精战略的下一步行动（2007）》	包括应对未成年人饮酒的战略，具体措施如下：加强对年轻人的引导、教育和关注，停止向未成年人销售酒精饮料，与当地企业合作

2. 中枢神经系统功能障碍。

3. 身体畸形（图9.1）。

4. 孕妇产前饮酒证据。

由于已知的孕期酒精摄入风险，孕妇进行产前酒精筛查是十分重要的。医生除了提供咨询机会和更密切的产后监测，也应该提供对烟草和（或）娱乐性药物使用、家庭暴力风险增加等可能与酒精使用有关的问题的识别。

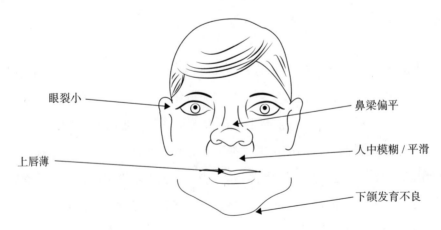

图9.1　与胎儿酒精谱系障碍相关的面部特征

四、早期饮酒对青少年大脑的影响

宫内酒精暴露对发育中大脑的影响及由此产生的潜在结局如表 9.4 所示。然而，由于大脑发育成熟的过程直到青春期后才能完成，青少年本身的过量饮酒也会导致短期（抑郁、注意力不集中、反应时间缩短）和长期（言语和非言语记忆力、学习能力减退）的神经系统问题。这些表现与磁共振检查结果一致。MRI 显示，过量饮酒导致青少年海马体积减小10%，并影响海马和大脑皮质神经冲动的传递。

表 9.4　酒精对中枢神经系统结构和功能的影响

受影响的脑区	解剖 /MRI 发现	行为缺陷示例
顶叶	体积缩小；白质比灰质减少更多	视觉－空间认知能力减退
额叶	组织密度降低	行为问题，缺乏抑制，计划和组织能力等执行功能减退
小脑	小脑体积缩小——特别是小脑蚓部	平衡和协调能力受损
胼胝体	部分或全部发育不全	语言学习能力受损，注意力受损
基底节	生长迟缓——特别是在尾状核	行为控制能力受损，反应时间延长，视觉－空间能力受损，任务间切换能力受损
海马	体积缩小	空间学习和记忆功能受损

五、父母对青少年饮酒的影响

父母的影响可能是积极的也可能是消极的。相关因素包括父母自己如何饮酒，以及他们对饮酒的态度。还包括他们实行的养育方法，如执行的规则和底线，以及家庭成员之间的交流。

虽然大多数儿童的第一次饮酒经历发生于家中，但似乎很少有年轻人把他们生活中的成年饮酒者当作理性饮酒的"正面"榜样。

六、父母的酒精滥用

一些研究估计，仅在英国，父母酗酒就会影响超过100万名儿童。

在家中直接饮酒问题的案例并不常见，然而也有一些孩子确实试图寻求帮助，如拨打儿童热线。

除了直接影响儿童的饮酒行为，父母的酒精问题也对孩子的家庭生活有明确影响。

日常生活可能变得更加混乱和难以预料，常规性减少，而不确定性增加，家庭角色和责任模糊化。不管是在家庭单位内部还是外部，沟通常常失败。可能是因为害羞或内疚，包括孩子在内的部分或全部家庭成员都可能发生社会孤立。

父母饮酒的最终结果包括对行为、心理和生理的影响，反社会或情绪问题到学校教育的种种问题都可以表现出这一点。

认识到饮酒的结果（如混乱和冲突）和饮酒本身同样有害是至关重要的。

一项公认的能减少父母酗酒问题对儿童的伤害的策略，是在儿童和青少年中建立应对机制和帮助他们回归正常的"恢复能力"。一些能力似乎是孩子与生俱来的，还有一些能力可以通过学习改进和提高。

七、家庭暴力

虽然家庭暴力与酒精之间有明显的联系（多达1/3的家庭暴力与酒精相关），但还不清楚两者之间是否存在因果关系。饮酒可能是原因之一，或至少被引为家庭暴力的借口。有1/4的女性和1/7的男性会在生活中遭遇家庭暴力，这可能对处于此类关系中的儿童造成严重的后果。

八、儿童安全防护与保护

饮酒对儿童身心健康的影响是广泛而复杂的。饮酒和各种类型的虐待儿童之间存在联系已经众所周知，据文献报道，1/4儿童虐待案例与酒精有关。

酒精问题对父母在养育能力的影响表现如下：从单纯的不接送儿童上下学、不照顾孩子的饮食起居，到情感分离或情绪不稳定。然而，最终可能导致从缺乏"照顾"能力到忽视、暴力、残忍或性虐待等不同后果。

通过教育、保健和社会照料机构之间共享信息，来掌握儿童自身或其家人饮酒问题对儿童存在的潜在风险，被记录为保护儿童的基本部分。可能是由于我们的社会对酒精的广泛接受，酒精问题相关的报道也许会被忽略，特别是与其他物质滥用报道的相比。

至关重要的是，必须制定地方儿童保护程序，以确保减少负面酒精行为对儿童和青少年的影响。当为人父母者承认自己有酗酒问题时，临床医师应当考虑儿童保护问题，并了解分享这些信息的当地政策。

九、风险行为与人身安全

因为酒精的生理作用更显著，其他结果也更为明显。年轻人管理情绪影响的能力可能更差，或者缺乏处理判断、行为和感知改变的必需经验。

总的来说，这意味着饮酒或醉酒后的行为会使年轻人面临更大的风险，而不仅仅是生理上的影响。

一些与超量饮酒相关的风险也表现在未超量饮酒的年轻人中。十几岁的青少年人群尤其如此（表 9.5）。

十、教育与学校教育

酒精教育目前已列入英国11～16岁学生的课程中，可以通过互联网和其他渠道获取许多支持性信息，包括儿童、学校和家庭的建议。相关建议也强调对家长和社区的教育和信息。

其目的是鼓励年轻人学习生活中积极的饮酒行为，给他们提供有助于作出安全和知情决策的工具。当孩子长大成人时应学习这些行为。

一项相关的方法侧重于延迟孩子开始经常性饮酒的年龄，而不是试图完全阻止他们饮酒。经常性饮酒者的年龄越小，就越有可能遭受酒精的长

表 9.5　青少年饮酒相关风险

身体	袭击他人，包括抢劫在内
	意外伤害
	直接造成医疗影响，包括宿醉、黑矇和呕吐
	使用其他物质
性方面	不安全性行为
	性传播疾病
	意外怀孕
	性侵害
治安方面	驾驶后果——吊销牌照 / 罚款
	醉酒 / 反社会行为
	犯罪记录
	对就业 / 工作前景的影响

期影响。

虽然近年来英国饮酒的年轻人总数有所减少（与此前的急剧增加相比），但是否为教育和宣传的直接影响，仍未得到证实。

很明显的是，年轻人对酒精、毒品和烟草的信息持欢迎态度。

十一、对确定患有酒精问题的儿童和青少年的评估和转诊

当一名青少年被确认为酗酒时，对其所进行的任何评估都应考虑酒精滥用的持续时间和严重性、相关的健康和社会问题，以及对协助戒断的潜在需求。绝大多数情况下对被认定为酒精滥用的年轻人进行任何干预的目标均为戒酒。

应根据个体情况选择相应策略，但包括以下内容：

• 向儿童和青少年心理健康服务中心转诊。

• 认知行为疗法。

• 家庭疗法。

• 对需要协助戒酒者采取照顾。可能包括在专家指导下使用药物治疗。

十二、首席医疗官的建议

首席医疗官的建议概述于表 9.6 中。

表 9.6 首席医疗官的建议

1. 儿童及其父母和照料者应当被告知，无酒精的童年是最健康、最好的选择。然后，如果孩子饮酒，至少 15 岁时才能被允许

2. 如果 15 ~ 17 岁的青少年饮用酒精饮料，那么应该在父母或看护者的指导下，或在受监督的环境中进行

3. 父母和年轻人应该知道，即使是在年龄 ≥ 15 岁的青少年，饮酒也会危害他们的健康，而不饮酒是青少年最健康的选择。如果 15 ~ 17 岁的青少年已开始饮酒，那么他们不应频繁饮酒，而且每周绝不能超过 1 天。15 ~ 17 岁的青少年绝对不应超过成年人每日建议的饮酒量和推荐的饮酒天数，并且通常应低于这一水平

4. 应传达给家长、照料者和专业人员父母对儿童饮酒影响的重要性。并给予父母和照料者如何应对孩子酒精使用和滥用的建议

5 必须为有酒精相关问题的儿童和青少年及其父母提供支持服务

延伸阅读

[1] Centre for Excellence and Outcomes in Children and Young People's Services (C4EO). *Reducing alcohol consumption by young people and so improving their health, safety and wellbeing*. March 2011. http://archive.c4eo.org.uk/themes/youth/alcoholconsumption/ (accessed 05/02/2015).

[2] HM Government Home Office. *The Government's alcohol strategy*. 2012. https://www.gov.uk/government/uploads/system/uploads/attachment_data/file/224075/alcohol-strategy.pdf) does work (accessed 05/02/2015).

[3] National Centre for Social Research/National Foundation for Educational Research, 2010. *Smoking, drinking and drug use among young people in England in 2013*. http://www.hscic.gov.uk/catalogue/PUB14579 (accessed 05/02/2015).

[4] The European School Survey Project on Alcohol and Other Drugs 2011. http://www.espad.org/ (accessed 18 September 2014).

第十章 老年人的饮酒问题

Jarrod Richards 和 Rachel Bradley

概述

1. 老年人饮酒是常见的，数量正在增加，且未被识别出。
2. 老年人饮酒问题的表现并非都是典型的。
3. 在掌握全面的病史时，筛查工具是非常有用的。
4. 饮酒与摔伤和认知问题有关。
5. 经治疗的老年人可以恢复良好。

一、流行病学

目前，问题饮酒人群及其中的老年人的比例均呈上升趋势，且对老年人饮酒问题的诊断不足。随着年轻人群中饮酒量的增加，我们很可能会看到大量饮酒者老龄化。与许多其他情况一样，老年人很少被纳入饮酒情况研究，然而这一情况正在改变。最近一项对65岁以上非体制内美国人的调查，报道了13%的男性和8%的女性高风险的饮酒情况，超过14%的男性和3%的女性存在酗酒情况。到医院急诊科就诊的老年患者中，酒精依赖的发生率可能高达15%。酒精滥用的定义和英国政府的酒精摄入指南是基于较年轻的人群证据制定的，可能不适用于老年人，因为他们处理酒精的机体能力是受损的。受损的原因是老年人体内脂肪与水的比率较低，总体健康状况较差，肝脏血流减少及肝脏代谢效率较低。这将导致一定量的酒精产生较高的血液酒精水平，使老年人的耐受性较差，对脑部的影响更甚。

退休可能会对饮酒模式产

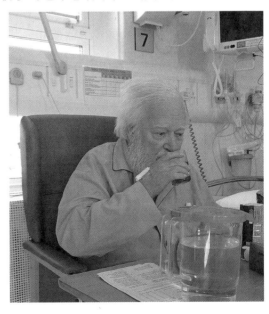

图10.1　较高龄、较虚弱的酒精问题患者常因虚弱症状到医院就诊

生影响，一般认为退休可以增加酗酒的风险。退休可能会改变社交网络，且因经济或社会角色的变化带来压力（框10.1）。退休与饮酒之间的关联并不直接或确定。老年饮酒者更有可能独自在家饮酒，这就更难对其进行识别和监控。他们可能会自己治疗生理或心理健康问题。大多数老年酒精滥用者一生都有长期饮酒问题。另一部分较晚开始饮酒并有其他习惯者，很可能是由生活中的压力事件导致的。这些饮酒者往往有更好的转归。

框 10.1　老年人饮酒的可能原因

- 习惯性
- 失眠
- 痛苦

- 无聊
- 悲伤

- 焦虑
- 孤独

- 抑郁
- 健康状况不佳

二、老年人饮酒问题的表现与筛查

与许多疾病一样，年长、衰弱的患者在出现酒精问题时常伴有衰弱症候群，如记忆问题、摔伤、尿失禁或功能限制和易受损伤（图10.1）。与年轻患者相比，老年人缺乏明显的体征和症状（框10.2）。这增加了识别其表现的难度。老年患者通常服用大量药物，饮酒增加了药物与酒精发生相互作用的风险。

框 10.2　酒精中毒可能伴有的急性症状

- 摔伤、受伤和骨折
- 谵妄和意识模糊

- 不能移动
- 失禁

- 功能减退
- 低体温

老年患者更不愿承认酒精滥用，这常常是出于羞耻或内疚。医疗从业人员可能缺乏了解或认识。在对待酒精使用的态度上，年龄歧视依然盛行，看护者往往不愿承认问题的严重性，因为饮酒是"他们仅剩的可做的事"。详细的饮酒史仍然很重要，必须考虑降低损害健康的最低酒精水平（框10.3）。

框 10.3　**老年人饮酒的重要慢性表现**

- 认知衰退
- 营养不良
- 心脏病（心力衰竭、心肌病、高血压）
- 药物不良反应
- 自我忽视

- 抑郁
- 骨髓抑制、巨幼细胞贫血
- 脑卒中
- 肝病（脂肪肝、肝硬化）
- 社会孤立

历史上一直低估了老年人饮酒的问题，特别是在用较年轻的患者验证筛查工具时。常用的 CAGE 问卷（第六章），其评估依据是在老年人中较少见的依赖症状；因此，虽然它仍具有特异性，但不够敏感。密歇根酒精筛查试验（MAST，见延伸阅读）被改编为 MAST-G 问卷或（简化版）SMAST-G，可用于老年人。这些测试在老年人中较灵敏，但与英国人群相比，这些测试在美国的适用性有限，且在住院和门诊人群中的灵敏性降低。总分＞10分、单项得分≥2分存在饮酒问题。做这些测试也比 CAGE 问卷更费时间。设计 AUDIT 工具及其变式的最初目的是，在发生酒精相关性损伤之前，对年轻成人进行有害酒精使用筛查，这使其在初级保健中尤其有用。需注意的是，这些筛查工具的有效性和可接受性有限，需将其与全面临床评估（第六章）一同使用。

三、跌倒

大量饮酒会增加摔伤的频率（图10.2）。频繁的、不明原因的摔伤和反复受伤可能是老年酒精滥用者出现在医疗服务中心的一个共同原因。瘀斑、肋骨骨折或面部创伤提示酒精滥用。长期饮酒会减弱平衡能力，可能导致协调性变差和体位不稳。周围神经病变和肌肉病变的直接影响也可导致摔伤（第十三章）。酒精也可能增强其他镇静药或抗凝药的作用，增加跌倒、跌倒后出血，甚至自发出血（如硬膜下出血）的风险。

脆性骨折的增加与大量饮酒有关，如髋关节、腕关节和椎体骨折，骨折愈合也受影响。酒精是继发性骨质疏松症的病因，而且可能对骨骼代谢产生

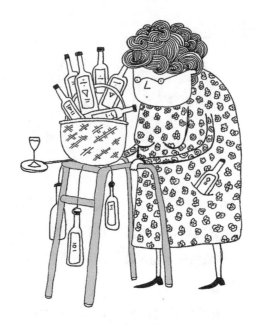

图 10.2　酒精显然是跌伤的危险因素

来源：经 Mike Cannings/BMinc 许可转载，© Mike Cannings, Creative Director，BMinc。

直接的毒性作用，尽管其直接机制不清楚，而且很可能是多因素引发。与酒精相关的肝病也会影响维生素 D 的代谢，从而影响骨骼健康。过量饮酒者常伴有营养不良、体重减少、不能移动和抽烟，这些都是骨质疏松症的混杂因素。对老年饮酒者应高度怀疑摔伤，应迅速将其转诊到摔伤服务处进行多科室评估，在这里可以识别和处理摔伤的其他风险因素。物理疗法和作业疗法结合其他干预措施，如白内障手术或足病治疗，可以减少摔伤的风险。应考虑补充钙剂和维生素 D，以及进行骨保护疗法。应该同时采取禁酒等支持手段。

四、认知

长期饮酒可能引起独立于韦尼克脑病或科尔萨科夫精神病之外的多个脑区发生脑萎缩（第十四章）。认知障碍与长期饮酒存在流行病学联系，但神经病理学过程尚未明确。

在记忆门诊常发现酒精问题。应当对表现出记忆问题的入院患者筛查饮酒问题，并建议减少或停止饮酒，许多患者因此康复。许多饮酒者可能还伴发痴呆，所以治疗痴呆的药物的作用还不清楚。在戒酒的一段时期后重新评估认知能力是很重要的，因为酒精滥用仍是假性痴呆潜在可逆的原因。

谵妄很常见，也是老年人酒精滥用的表现之一，应作为所有精神错乱患者综合评估的一部分（框 10.4）。韦尼克脑病在老年人中的识别不足，因为其经常被误认为是痴呆或其他原因的谵妄（框 10.4）。临床医师应该制定治疗韦尼克脑病的最低标准，通过静脉注射维生素 B_1 来治疗意识不清的患者（第十三章）。急性中毒、谵妄和潜在的痴呆可能对个体饮酒、用药及危险环境生活的耐受能力的评估和处理构成令人难以置信的挑战。其中许多状况是可逆的，因此不做重新评估时，应注意在耐受能力欠缺的基础上作出决定。

> **框 10.4　谵妄的特点**
>
> • 突发　　　　• 病情波动　　　• 意识模糊　　　• 注意力减退
> • 定向障碍　　• 幻觉　　　　　• 行为改变

五、老年人酒精管理

在酒精管理方面，年龄歧视仍然普遍存在，表现为治疗效果不是很理想。转诊治疗不应因年龄而受到限制，尽管患者常常合并其他疾病和认知受损等障碍。应采取全面的方法，记录综合全面的病史以确定基本原因，并详细调查心理和社会因素（框 10.5）。在采取个性化治疗方案群体中，老年人接受干预措施疗效较好。因此，保持积极的态度是很重要的。

> **框 10.5　处理酒精问题的方法**
>
> • 询问　　　　• 评估　　　　• 建议　　　　• 协助　　　　• 安排

老年人的安全饮酒限值仍存有争议。大部分酒精相关性肝病患者的年龄超过 60 岁，且这组患者的死亡率较其他年龄组显著增加。对老年人也需要采取类似年轻人的治疗方法。虽然年龄特异性服务的可用性有限，但其可以提供额外的益处。老年患者害怕前往热闹的城市，甚至有可能离开这些地区中帮助他们戒精的支持性机构。

酒精戒断症状在老年人中的出现时间可能延长，而意识混乱是老年人戒断症状的主要特点。极高龄或虚弱者最好在住院环境中进行戒酒，理想的选择是专业戒酒机构。应低剂量使用苯二氮䓬类药物，避免过度镇静。可以考虑短效苯二氮䓬类药物，如奥沙西泮（第十一章和第十七章）。对双硫仑等预防复发的药物，老年人的耐受性可能不如年轻患者。应谨慎地为老年肝病和脑病患者开具乳果糖，这些患者可能因为虚弱或不能移动，无法自行如厕。

联合工作小组文件中提出了一些重要的建议，应纳入未来政策的考虑中，如老年人的安全饮酒限值。今后，在老年人群酒精滥用方面的工作有望包括如下内容：进一步了解问题的严重性，研究适用于高龄者的新干预措施，优先培训工作人员并发展特定服务的机构和个人。

延伸阅读

[1] Berks J, McCormick R. Screening for alcohol misuse in elderly primary care patients: a systematic literature review. *International Psychogeriatrics* 2008;20:1090–103.

[2] Blazer DG, Wu L–T. The epidemiology of at–risk and binge drinking among middle–aged and elderly community adults: national survey on drug use and health. *The American Journal of Psychiatry* 2009;166:1162–9.

[3] Blondell R. Alcohol abuse and self–neglect in the elderly. *Journal of Elder Abuse & Neglect* 2000;11:55–75.

[4] Blow F. *Michigan Alcoholism Screening Test –geriatric Version (MAST-G)*. Ann Arbor: University of Michigan Alcohol Research Center, 1991.

[5] Dar K. Alcohol use disorders in elderly people: fact or fiction? *Advances in Psychiatric Treatment* 2006;12:173–81.

[6] *Our invisible addicts. First report of the Older Persons' Substance Misuse Working Group of the Royal College of Psychiatrists* (College Report CR165). June 2011. http://www.rcpsych.ac.uk/files/pdfversion/cr165.pdf (accessed 18 September 2014).

第十一章　酒精与肝脏

Anne McCune

概述

1. 在英国，肝病是导致死亡的第五大常见死因。而在欧洲，酒精是肝病的主要致病因素。英国在过去几年中，酒精相关性肝病（alcohol-related liver disease，ALD）的患病率急剧上升。

2. ALD 是可以预防的。应在医疗机构普及酒精滥用的筛查。

3. 在欧洲的北部和东部，特别是在年轻人中，酗酒更为普遍。这种饮酒模式对患 ALD 的风险影响尚不明确。

4. 酒精性肝炎（alcoholic hepatitis，AH）是一种高死亡率的急性 ALD。重度 AH 患者需要住院治疗和专科护理，包括评估肝脏活检和营养支持。目前，指南一致建议使用糖皮质激素。

5. 戒酒可使大多数 ALD 失代偿期患者状况改善，且不需要进行肝脏移植。

6. 如果 ALD 继发性肝硬化患者戒酒3个月后，其肝病仍未能充分好转，则应当考虑进行肝移植。

一、引言

饮酒过量者（饮酒超过50单位/周的男性和饮酒超过35单位/周的女性）发生器官损伤的风险明显增加，其中包括肝病，且在欧洲酒精是导致过早死亡的第三大原因（仅次于吸烟和高血压）。目前在英国，肝病是英国第五大死因，且大多数肝病导致的死亡与酒精有关。饮酒量与肝病死亡率间存在明显的相关性。死于ALD的人数急剧上升（图11.1，彩图见书末）——与肺疾病、心脏疾病和脑卒中死亡率下降形成了鲜明的对比，同样令人关注的是，英国是发达国家中为数不多的ALD死亡率上升的国家之一（图11.2），且酒精相关性肝硬化好发于相对年轻的人群。这些患者死亡时大多不满60岁。

二、饮酒模式与肝病风险

酒精经肝脏代谢（主要通过氧化途径），而经常酗酒会导致其在肝脏细胞（肝细胞）中积聚，造成大量肝细胞肿胀、炎症浸润及变性坏死，最终发展为肝硬化。饮酒过多、过快常造成酒精中毒（豪饮纵酒），其对肝脏造成的影响目前尚不明确。然而，每天都过量饮酒已明确为肝硬化的危险因素，参考指标是饮用的酒精总量而非饮品类型（如白酒、葡萄酒或啤酒等）。起初，肝硬化的风险随饮酒量缓慢、平稳地呈线性上升，当达到每周约30单位这一阈值后，风险明显增加。然而，只有少部分（10%～20%）的大量饮酒者会发展为肝硬化，这种现象的原因仍未被充分阐明。遗传、饮食、性别、种族和社会经济因素可能有重要影响。在饮酒量相似的情况下，女性比男性更容易受

英国各种疾病65岁以下年龄组标准化死亡率

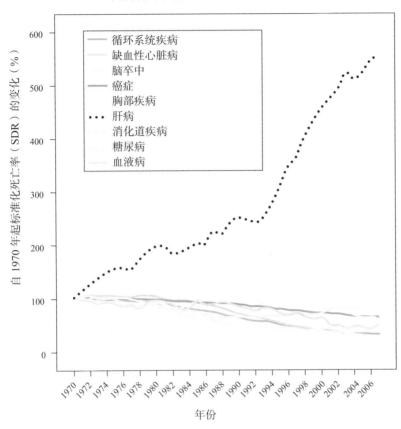

图11.1 与其他死亡率下降的常见疾病相比，肝病相关性死亡急剧上升（主要是由于酒精），细节如图所示

来源：British Society of Gastroenterology（2010）。经 British Society of Gastroenterology 许可转载。

到酒精的有害影响，部分原因是摄入相同的酒精量时，女性的分布容积更小，血液中酒精浓度更高。空腹饮酒似乎比餐中饮酒更加有害。肝硬化风险在吸烟者和肥胖者中更高，但在规律饮用咖啡者中更低。

青少年人群更易出现肝损伤。令人不安的是，英国肝病学家报道，越来越多的英国青少年和年轻人被确诊患有酒精相关性肝硬化——这在30年前闻所未闻。

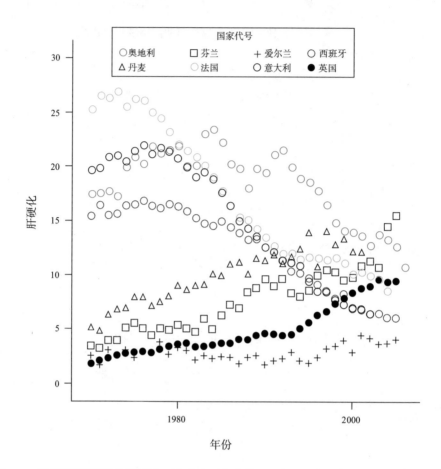

图11.2　欧洲国家肝硬化的标准死亡率（死亡人数/64岁以下的100 000人）。英国、爱尔兰、芬兰和丹麦的死亡人数有所上升，而法国、西班牙和意大利的死亡率平稳下降。前者对酒精的管制宽松；后者佐餐廉价酒类消费量随时间下降

来源：Sheron et al.（2008），经 BMJ Publishing Group Ltd. 许可转载。

三、酒精相关性肝病

　　酒精相关性肝病（alcohol-related liver disease，ALD）疾病谱包括三种类型：酒精相关性脂肪性肝病（脂肪变性）、酒精相关性肝炎（脂肪性肝炎）和酒精相关性肝硬化（图11.3）。肝脏是酒精代谢的主要部位，主要通过两个途径进行代谢：①通过乙醇脱氢酶代谢为乙醛（大部分）；②通过 CYP2EI 进行代谢（少部分），CYP2EI 是细胞色素 P450 的一种同工酶（第三章）。长期酗酒导

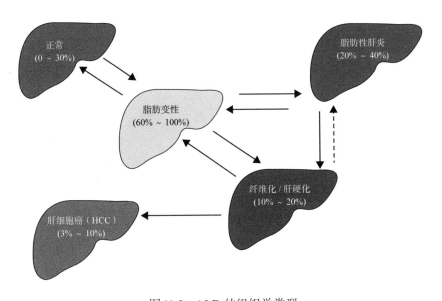

图 11.3　ALD 的组织学类型

来源：改编自 Kendrick and Day（2013）。经 John Wiley & Sons 许可转载。

致肝细胞内脂肪沉积、脂质过氧化，以及氧化应激（产生破坏性自由基和促炎细胞因子）。进一步发展为肝细胞损伤、修复，最终导致肝纤维化。

四、脂肪性肝病（脂肪变性）

酗酒者的肝脏普遍表现为脂肪变性（图 11.4，彩图见书末），但中度饮酒者也可能有相似表现。肝细胞因甘油三酯蓄积呈肿胀状，但患者停止饮酒后脂肪变性可以改善，在一些病例可以完全逆转。当常规检查发现肝功能［（门冬氨酸氨基转移酶（AST）和丙氨酸氨基转移酶（ALT）］轻度异常或超声检查意外发现肝脏回声增强时，酒精相关性脂肪性肝病患者不一定有相应症状。肝脏可能肿胀、增大，体检时可被发现。慢性肝病患者的皮肤红斑（见下）一般很难被发现。

五、酒精相关性肝炎

酒精相关性肝炎（alcohol-related hepatitis，AH）是 ALD 急性发作的典

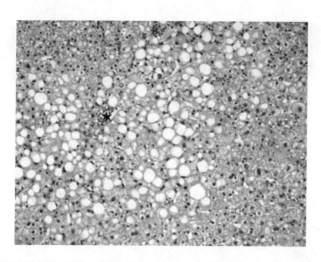

图 11.4 酒精相关性脂肪变性。肝细胞内可见大、小脂肪滴（大囊泡和小囊泡），变性
最严重的部位靠近中央静脉（星号）

来源：Theise（2013）。经 John Wiley & Sons 许可转载。

型表现，黄疸、凝血功能障碍和肝衰竭是重度 AH 的临床标志。重度 AH 的死亡率很高，为 30% ~ 50%。AH 的组织学改变为实质炎症和肝细胞损伤（图 11.5，彩图见书末）。约 80% 有临床表现的 AH 患者存在潜在的肝硬化（图 11.6，彩图见书末）。即使对于专家而言，AH 和代偿期肝硬化的鉴别也是一个难点。如果患者有严重的酒精滥用史、有其他原因不能解释的黄疸且排除胆管阻塞时，可诊断为 AH。非重度 AH 常见于酒精滥用者，可能未表现症状，却会增加进展为肝硬化的风险。

AH 的症状包括非特异性不适、嗜睡、发热、厌食、腹部不适与膨大（由于腹水）、意识模糊和淤血。临床体征包括黄疸、体温（通常 <38.0℃）、腹水、脑病表现（如扑翼样震颤、结构性失用、意识模糊）和轻度肝大。常见的并发症有静脉曲张破裂出血和肾衰竭等。多数患者同时存在肝硬化，所以也常可发现慢性肝病的体征或皮肤红斑（见后文）。氨基转移酶升高，但 ALT 超过 300IU/L 的情况并不常见。

尽管 AH 主要根据临床表现确诊，但数字评分系统也常用于评价病情的

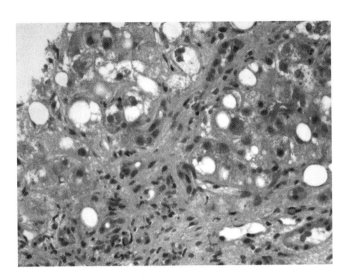

图11.5　酒精相关性脂肪性肝炎的组织学特征。可见大泡性脂肪变性、Mallory 小体、
肝细胞气球样变性与炎症反应（主要为中性粒细胞和淋巴细胞浸润）

来源：Dr Behrang Mozayani，Consultant Histopathologist，North Bristol NHS Trust。

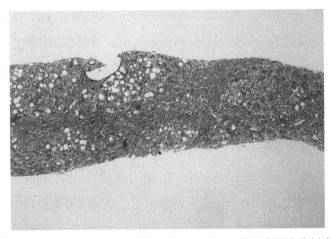

图11.6　酒精相关性肝硬化（马松三色染色）。纤维束（蓝色）将肝脏分割为小而规则的
再生性结节（小结节型肝硬化），也可见脂肪变性

来源：Ed Uthman，Houston，TX，USA。

严重性，通常是基于胆红素和肌酐的升高水平进行评价。Maddrey 判别函数对30天死亡率具有较高的预测价值。≥32分提示病情严重，可进行药物治疗。重度 AH 患者需要住院治疗。尽管仍处于临床研究中，当前指南一致推荐对重度 AH 患者应用糖皮质激素。尽管支持使用已酮可可碱（TNF-α 拮抗药）的随机对照试验数据有限，但其偶可被应用于糖皮质激素禁用时。许多患有严重酒精相关性肝炎的患者对激素治疗的反应欠佳，因而这类患者的死亡率较高。肠内营养也很重要，重度 AH 患者不能经口摄入足够热量时，应尽早使用鼻胃管进食。不再限制蛋白质的摄入。肝活检对明确诊断并不重要，但当存在临床诊断疑点或合并其他疾病时，应当进行。

其他治疗方法有单克隆抗体（英夫利昔和依那西普）、抗氧化剂和人工肝支持装置等，但迄今尚未被证实有效。

六、酒精相关性肝硬化

肝损伤进一步进展，导致干细胞坏死（显微组织形成、结节增生）和永久性结构损伤。表现为门脉高压和肝衰竭失代偿，即腹水、黄疸、脑病和静脉曲张。临床表现（表11.1）包括慢性肝病的皮肤红斑（亦见于其他病因导致的肝硬化）、蜘蛛痣、肝掌、男性乳房发育和睾丸萎缩（图11.7，彩图见书末）。双侧甲状腺肿大、假性库欣综合征表现、掌腱膜挛缩或周围神经病变等提示酒精相关病因。

凝血功能障碍、低蛋白血症（提示肝脏合成功能受损）和血小板减少症常见于 ALD 肝硬化患者。所有肝硬化的患者都应该进行胃镜检查以筛查是否存在静脉曲张。肝硬化并发腹水患者入院时也应立即做诊断性腹水抽检，以排除自发性细菌性腹膜炎（一种死亡率高的常见而严重的并发症）。

总的来说，肝硬化患者的预后取决于是否戒酒。最近一项研究发现，超过80% 的患者在戒酒后生存期延长。酒精相关性肝硬化的诊断一般基于临床表现和（或）影像检查，无创性诊断方法如弹性成像技术（fibroscan®）越来越多地用于纤维化分期。上述方法不能明确诊断时，还应进行肝活检。弹性成

表 11.1　酒精相关性肝硬化的特征性阳性体征

全身	腮腺肿大（常为双侧）
	类库欣综合征表现（满月脸）
	恶病质
皮肤	黄疸
	肝掌
	蜘蛛痣
	毛细血管扩张症
	掌腱膜挛缩
	杵状指
腹部	轻度肝大（尤其是合并 AH 时）
	肝脏体积变小（晚期肝硬化）
	腹水
	脾大
肌肉骨骼	肌肉萎缩
	近端肌病
性器官	睾丸萎缩
	身体和会阴部毛发减少
	男性乳房发育
神经系统	癫痫发作 (酒精戒断)
	脑病（意识模糊、嗜睡、扑翼样震颤、结构性失用症）

像最好用于戒酒的患者，因为持续饮酒引起的炎症会使读数假性升高。

严重营养不良的患者总体预后较差，所以对重度 AH 患者，营养支持至关重要。建议并发腹水的患者采用低盐饮食，但不要限制蛋白质摄入，否则会加重营养不良。

七、酒精相关性肝硬化与肝细胞癌

酒精相关性肝硬化患者发展为肝细胞癌（hepatocellular carcinoma，HCC）的风险较高，因为进行性细胞损伤和纤维化增加了肿瘤癌变的风险。持续戒

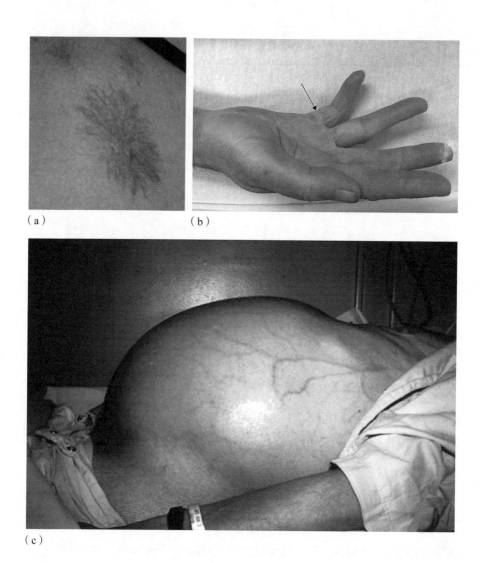

（a） （b）

（c）

图11.7 酒精性肝硬化的特征性阳性体征。（a）巨大的皮肤蜘蛛痣，由中央小动脉和从中央辐射状发出的小血管组成（轻压中央区域可变苍白）。正常健康人的上腔静脉分布区域可见少许蜘蛛痣（通常少于6个），妊娠期间可增多。其他部位的蜘蛛痣（如本例出现在腹壁）应引起临床医师对慢性肝病的警觉。（来源：Fred HL, van Dijk HA. Images of Memorable Cases: Case 114. 可见于 http://cnx.org/content/ m14900/1.3/。）（b）掌腱膜挛缩导致掌筋膜改变，环指、小指屈曲。这一表现与慢性肝病有关（主要是酒精相关），但也可为特发性，或与体力劳动/创伤有关。图片由 James Heilman，MD 提供。（c）大量腹水 ——需要引流（穿刺抽液）的严重腹水

酒的肝硬化患者5年内发展为 HCC 的概率约为10%。尽管少数症状较轻或代偿较好的患者有治愈性方法（肝移植或肝切除），但总体而言 HCC 患者的生存率一直很低。HCC 患者应该由肝病专家、外科医师、肿瘤学专家和介入影像学专家等组成的多学科团队共同管理。局部 - 区域性疗法本质上为姑息治疗，但随着技术的进步，可为患者提供更长的生存期。这些疗法包括射频消融术、经皮乙醇注射和经导管动脉化学栓塞。戒酒成功的肝硬化患者应当进行 HCC 筛检，每隔6个月复查肝脏超声扫描（ultrasonic scanning，USS）和甲胎蛋白。

八、ALD 的治疗

ALD 患者，尤其是被确诊的肝硬化者，需要完全戒酒。他们需要充分的心理支持。专业护理人员可对住院患者提供即时护理。这是至关重要的，可促进该地区酒精服务的后续支持。酒精相关性肝硬化并发症的处理与其他原因导致的肝硬化并发症相同。

九、肝病患者酒精戒断的治疗

ALD 住院患者应当接受有肝病患者护理经验的专业人员介入。肝病及其引起的脑病和（或）慢性酒精相关性脑损伤都可能使酒精戒断症状的处理复杂化。应该使用短效苯二氮䓬类药物治疗戒断症状，奥沙西泮半衰期短，可能是非常理想的药物。当使用短效药物时，需要更频繁地评估患者状况。在这种情况下，症状触发的戒断方案尤其有帮助（第十七章）。巴氯芬是目前唯一被研究过的用于酒精依赖肝硬化患者戒酒的药物，但是通常还需要使用其他药物来预防再次饮酒（NICE CCG 115）。

十、肝移植

尽管法国最近针对高度选择的患者的一项研究显示出颇有希望的结果，但对急性重度酒精相关性肝炎和肝衰竭患者进行肝移植仍然存在争议。

随着肝病，尤其是 ALD 的患病率持续上升，肝移植的需求也日益增加。

如果 ALD 肝硬化患者戒酒3个月后肝功能仍不能充分代偿恢复，则应当考虑肝移植。肝移植的评估应包括患者重新饮酒的风险，应对酒精依赖患者提供充分的支持。通常要求患者签署协议且遵守执行和避免重新饮酒。ALD 肝移植的转归和预后与其他肝病肝移植类似。

延伸阅读

［1］ British Society of Gastroenterology (lead author: Moriarty KJ). *Alcohol related disease. Meeting the challenge of improved quality of care and better use of resources* (A Joint Position Paper). 2010. http://www.bsg.org.uk/images/stories/docs/clinical/publications/ bsg_alc_disease_10.pdf (accessed 18 September 2014).

［2］ European Association for the Study of the Liver. EASL clinical practice guidelines: management of alcoholic liver disease. *Journal of Hepatology* 2012;57:399–420.

［3］ European Association for the Study of the Liver, European Organisation for Research and Treatment of Cancer. EASL–EORTC clinical practice guidelines: management of hepatocellular carcinoma. *Journal of Hepatology* 2012;56:908–43.

［4］ Glover L, Collins P, Gordon F, Holliwell K, Hunt V, Portal J, et al. Symptom triggered pharmacotherapy for acute unplanned alcohol withdrawal can be both clinically and cost - effective in a hospital setting: experience from a specialist hepatology unit. Gut 2011;60(Suppl 1):A48.

［5］ Kendrick S, Day C. Natural history and factors influencing the course of alcohol–related liver disease. *Clinical Liver Disease* 2013;2:61–63. doi:10.1002/cld.145.

［6］ National Confidential Enquiry into Patient Outcome and Death (NCEPOD). *Measuring the units.A review of patients who died with alcohol-related liver disease.* 2013. www. ncepod.org.uk (accessed 18 September 2014).

［7］ National Institute of Health and Care Excellence. *Alcohol-use disorders: diagnosis and clinical management of alcohol-related physical complications* (NICEguidelines CG100). 2010. http://guidance.nice.org.uk/CG100 (accessed 18 September 2014).

［8］ National Institute of Health and Care Excellence. Alcohol - use disorders: diagnosis, assessment and management of harmful drinking and alcohol dependence (NICEguidelines CG115). 2011. http://guidance.nice.org.uk/CG115 (accessed 18 September 2014).

［9］ Sheron N, Olsen N, gilmore I. An evidence–based alcohol policy. Gut 2008;57:1341–4.

［10］ Theise ND. Histopathology of alcoholic liver disease. *Clinical Liver Disease* 2013;2:64–7. doi:10.1002/cld.172.

第十二章 外科问题

James S. Huntley

概述

1. 酒精滥用是许多"外科"疾病的病因。

2. 酒精滥用使外科疾病患者的治疗复杂化。

3. 与酒精滥用相关的围术期影响包括心脏和自主神经功能紊乱，肝脏代谢失常和凝血功能异常。

4. 与酒精滥用有关的术后影响包括应激反应增强、凝血功能减退、伤口愈合延缓、免疫应答紊乱和急性意识障碍状态和（或）戒断症状。

5. 所有到医院接受手术治疗的患者都应接受筛查明确是否存在酒精滥用。

一、引言

酒精滥用给包括手术在内的医疗服务带来了沉重负担，具体体现在诸多方面。酒精对饮酒者的身体和心理有急性和慢性的影响（图12.1），使饮酒者易患一系列外科疾病。另外，酒精还能引起重要的社会影响——例如，酒精使人的行为抑制力下降，包括判断力下降和冒险行为增加。过度饮酒可能直接导致病理生理问题，或间接导致创伤和社会伤害。

急性醉酒者和长期过度饮酒者面临不同的风险，但酒精的影响是普遍存在且相互关联的。酒精滥用与多种外科疾病有关，包括创伤性和非创伤性疾病。本章广泛探讨这两类疾病，尽管可能有较多重复——例如，筋膜室综合征可以在未出现创伤时发生。

二、创伤

创伤仍是40岁以下人群最主要的死因。酒精是意外事故性创伤（包括驾驶员或行人的道路交通事故）和非意外事故性创伤（如自杀未遂、准自杀行为和自残）等各类创伤的主要因素之一，且受伤程度越来越严重（如骑行事故）。酒精也是暴力事件的主要原因——饮酒者有可能是煽动者，也有可能是受害者。

酒精相关性创伤在所有科室都很常见，尤其是普通外科、骨科、整形科、颌面外科、神经外科和耳鼻喉外科。在英国，近几十年来的模式发生了变化，即意外事故有所减少（可能是因为法律改变、加强执法和公众教育），而因暴

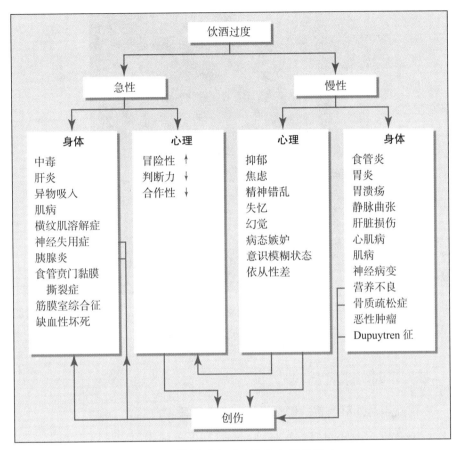

图12.1 饮酒过度对身体和心理的影响

力所致的创伤增加（图12.2，彩图见书末）。90%被袭击的受害者遭受单一或多重撕裂伤，仅10%发生骨折。急性醉酒者是脆弱的目标人群——"城市丛林中最易吃亏上当的人"。

头部创伤也很常见——每年约有100万名患者因头部创伤到急诊科就诊（8%需要住院），其中约25%是醉酒者。对这类患者较难管理和（或）评估，酒精中毒和头部损伤的体征很容易混淆。

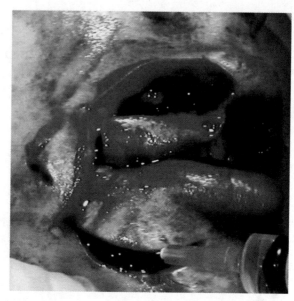

图12.2　85%的酒精相关性袭击受害者遭受面部损伤，而57%单一损伤发生在面部：右侧唇撕裂

三、非创伤性问题

酒精滥用对外科的普遍影响发生在三个阶段：

1. 手术前 —— 由外科医生处理的酒精相关性损伤。

2. 围手术期 —— 术中问题，包括酒精相关性生理功能紊乱 —— 例如，心功能不全、肝脏代谢改变（如对麻醉药的代谢）及凝血功能改变等。

3. 手术后 —— 免疫应答减弱、伤口愈合不良、依从性差，导致并发症风险增加。

术中和术后的影响可能发生在因患与酒精滥用无明显关系的疾病而接受手术的患者 —— 酒精依赖酒者在术后发生戒断症状的风险增高，典型表现是急性意识障碍。最近一份报道建议所有接受医疗服务的患者都应常规接受酒精使用障碍筛查（NCEPOD Measuring the Units，见延伸阅读部分）。酒精性疾病病史模板参见第六章和第十七章。

四、术前问题

（一）消化系统疾病

1. 非静脉曲张性上消化道出血 内镜和放射技术的进步对非静脉曲张性上消化道出血的处理带来了一场变革，不到4%的病例需要接受挽救性手术，主要应用于不能控制的消化性溃疡出血。

2. 静脉曲张性出血 见第十一章。

3. 肝硬化 患有肝病尤其是肝硬化且需要进行手术的患者，发生手术或麻醉并发症的风险更大，因此需要外科医生和肝病专家进行更仔细的预先评估。因为没有可靠的转归数据，所以手术的具体风险无法被准确量化。然而重症酒精相关性肝炎、Child–Pugh评分C级肝硬化或凝血功能显著障碍患者不应接受择期手术。

4. 胰腺炎 一种炎症性疾病，内源性酶被激活并消化胰腺实质。最常见的病因是胆囊结石和饮酒。发病机制尚未完全弄清，病情轻重不一，轻者呈自限性，重者可能并发生严重的系统性炎症反应，导致多器官衰竭和死亡。通常在大量饮酒后12～48小时急性发作，并伴有恶心、呕吐和血浆淀粉酶水平升高。病情严重的患者应由胃肠疾病专家、重症监护医生师、放射科专家和外科医生组成的多学科团队共同管理。慢性胰腺炎患者的胰腺长期发生形态学损伤，引起外分泌（体重减轻、脂肪痢和低白蛋白血症）和内分泌（糖尿病）功能障碍。疼痛长期存在且较为剧烈——尽管如此，部分患者仍持续饮酒。

（二）骨外科疾病

1. 骨质疏松症 酒精被认为是骨质疏松症的主要致病因素，尤其在男性，但证据并不明确。体外实验已明确酒精对成骨细胞有毒性作用，但在人体可能存在差异。多项流行病学研究表明长期酒精滥用的患者骨密度较低，且发生骨折的风险较高。骨质疏松症在酒精相关性肝硬化患者中常见。适度饮酒可能是有益的，而营养和吸烟的混合作用尚未被阐明。

2. 神经病变、神经失用症和肌病 这些疾病很少需要接受手术治疗，但这些疾病的患者经常出现在手术室中。长期酒精滥用者可能会患双侧对称性感觉运动神经病 —— 下肢尤为常见。通常与维生素 B_1 缺乏有关。神经传导阻滞（神经失用症）—— 例如，腋部或肱骨中段的桡神经（图12.3）—— 可能引起节段性脱髓鞘。仅采用软夹板适当固定治疗，如腕夹板固定手和（或）手指处于功能位，感觉和肌力一般即可在几天至几周内恢复正常。

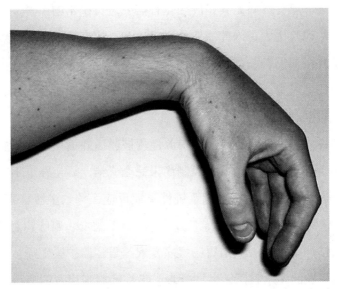

图 12.3 桡神经"周六晚"麻痹 —— 手臂放在椅背上方的醉酒睡姿所致

急性和慢性肌病均可能与酒精有关。有肿胀和乏力的近端肌肉疼痛（尤其是臀部/大腿和肩带部周围）的患者可能同时有急性酒精中毒。严重程度不同，但通常情况为轻度且具有自限性，经过一段时间的戒酒可完全康复。一种更严重的类型是横纹肌溶解引起的肌红蛋白尿症、急性肾小管坏死和肾衰竭（见后）。

3. 筋膜室综合征 这种情况下，相对于舒张压，密闭间室内（通常是四肢）升高到一定水平，导致室内组织缺氧、坏死。年轻运动员患此病的风险尤其高。其特点是剧烈疼痛（尤其是穿过间室的肌肉被动伸展时），且疼痛和预期"不成比例"，即严重程度大于预期。还可能出现感觉异常、麻痹和局部皮肤变白。远端脉搏不稳定——事实上，这在筋膜室综合征中是常见的。酒精滥用者出现这种情况的风险很高。如果怀疑存在筋膜室综合征，应对患者进行筋膜室压力检测，以便开展急救和施行保肢的筋膜切开术。

4. 横纹肌溶解症 幸运的是，这种疾病并不常见。可能累及骨骼肌肌膜，导致肌红蛋白和其他细胞内成分（包括肌酸激酶和钾离子）漏出至血液中。有许多诱发因素，其中机械损伤（由于局部挤压和破碎）和酒精滥用最为常见。酒精相关性横纹肌溶解症可能是机械影响（创伤或癫痫）或对细胞膜的直接毒性作用所致。肌红蛋白具有肾毒性，可导致急性肾小管坏死和肾衰竭。高钾血症可能导致心脏骤停，其原因是肌内钾离子漏出、肾毒性作用和肾衰竭。

5. 股骨头缺血性坏死 成熟骨骼中发生的股骨头非创伤性坏死，大多累及双侧，主要发生在35～45岁的男性。对有大腿疼痛（尤其是夜间痛），且疼痛程度与临床和影像学表现不成比例的患者应保持高度怀疑。病因是多方面的，其中40%为特发性。已知的诱发因素包括酒精、糖皮质激素、镰状细胞贫血、减压病和遗传性溶酶体贮积症（戈谢病为其中的一种）。

6. 掌腱膜挛缩 患此病时，手掌筋膜过度挛缩和纤维化。更常发生于男性，且通常累及双侧。病例对照研究表明，酒精是独立风险因素，但吸烟是更为重要的因素。

（三）神经外科疾病

酒精滥用的人患颅内（尤其是硬膜下）血肿的风险高（图12.4）。长期滥用者可能出现凝血功能障碍和一定程度的皮质萎缩。后者更易损伤桥静脉。

（四）对胎儿的影响

孕期酒精滥用与胎儿酒精综合征（foetal alcohol syndrome，FAS）有关。不幸的是，每750名活产儿中就会发生1例，这反映了酒精自由通过胎盘的能力。其他影响FAS表型的母体因素包括年龄、营养、酒精代谢途径的代谢率。虽然少量的饮酒可能与程度较轻的表现（胎儿酒精谱系障碍）相关，但孕妇一次饮酒超过3单位时，其胎儿更可能出现室间出血和白质损伤。最近英

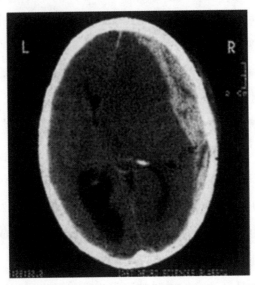

图12.4　右侧硬膜下血肿合并中线移位和左心室扩张

来源：Driscoll et al.（2000），经 John Wiley & Sons 许可转载。

国国家卫生与保健优化研究所（National Institute of Health and Care Excellence，NICE）指南建议处于孕期或计划受孕的女性禁止饮酒。

（五）泌尿外科疾病

酒精与勃起功能障碍和性欲减退有关。

五、术中问题

酒精滥用者在组织脆性方面的手术基础可能较差。在紧急情况下，醉酒的患者可能需要麻醉，但此时对其相关的病史或最近的代谢状况了解甚少。

"基础麻醉"状态意味着被诱导并保持麻醉状态的急性醉酒患者需要较少量的全身麻醉药。然而，在长期酗酒的情况下，中枢神经系统和新陈代谢可能会发生相当大的变化：某些药物的清除——例如，普萘洛尔、戊巴比妥、阿米替林、华法林和地西泮——可能因酶诱导作用而显著加快。诱导作用使微粒体乙醇氧化系统活性升高10倍，且有毒性的乙醛和氧自由基产物增多，同时某些外来化合物（包括对乙酰氨基酚、安氟醚和甲氧氟烷）转化成有毒代谢产物。

肝病进展至晚期，如严重纤维化或肝硬化时，由于门体静脉分流导致肝血流改变和肝细胞功能减退，通过"首过消除"机制代谢的药物代谢减少。如果合成功能下降，发生低蛋白血症，那么与血浆蛋白结合的药物，如糖皮质激素的代谢也会改变。

六、术后并发症

酒精滥用者发生术后并发症的风险增加（图12.5）。例如，病例匹配研究表明，与普通踝关节骨折患者相比，合并酒精滥用的患者住院并发症显著增多（33%对比9%）、住院时间更长、远期并发症更多，以及再次手术的需求更

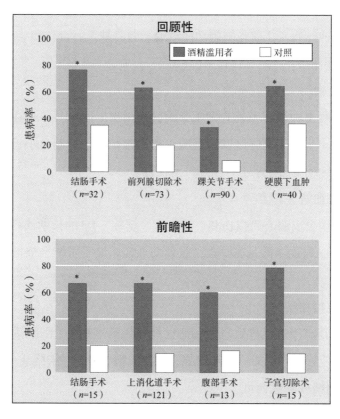

图12.5 对酒精滥用组和对照组的术后并发症患病率的回顾性研究和前瞻性研究
来源：Tønnesen and Kehlet（1999），经 John Wiley & Sons 许可转载。

多。风险增高很可能是多因素的。在结直肠、上消化道、前列腺、硬膜下和妇科手术中，也有类似转归的记录。

（一）应激反应

手术和酒精都可激活下丘脑－垂体－肾上腺轴，与饮酒水平在推荐范围内者相比，在酒精滥用者中，手术使此轴活性水平更高。如果术前禁酒1个月，酗酒者的手术应激指标（如白介素6）增加要少得多。戒酒一段时间也大大减少了术后并发症的发生。

（二）创伤修复

因酒精滥用者免疫功能减退、止血功能改变、营养缺乏和愈合缺陷，其发生伤口并发症的风险很高。

（三）骨愈合

肌病、神经病变、成骨细胞功能减退、营养缺乏、合作和（或）依从性较差（移动和承重等）可能导致骨愈合延缓。

（四）止血

酒精对凝血和纤溶系统有多重影响，使出血时间延长；可在术前、术中和术后表现出来。长期过度饮酒会减少血小板数量、抑制血小板聚集。适量饮酒会降低纤维蛋白原水平，增加纤溶活性。

（五）心血管生理学

酒精滥用会引起心肌损伤和心律失常。据称，1/3的长期饮酒者因心肌病理改变而射血分数降低。在过去，患者的亚临床缺陷可能会被增加的手术生理成本掩盖。

（六）免疫系统

长期酒精滥用可能导致感染和恶性肿瘤风险增加。T细胞活化和T细胞依赖的免疫应答过程受损。巨噬细胞、单核细胞和中性粒细胞活动减少。

（七）酒精戒断综合征

酒精戒断是术后急性精神错乱的常见病因，对所有有该状态的患者都应考虑酒精戒断因素（第十八章）。

七、结论

临床惯性是指医疗工作者或医疗系统在患者出现相应指征时未能提供、启动或强化治疗。大量可辨认的酒精滥用未被察觉或记录。仅在少数情况下，患者被转诊到酒精相关服务处。问题饮酒者常被视为令人尴尬的麻烦，而非那些患有能被识别并治愈的疾病的患者。

酒精滥用者很少能在择期手术前有一段被支持的戒酒期，这无疑错过了降低围术期风险的机会。其他在"危急时刻"（患者愿意改变时）可实施的干预也被错过了。

早期（术前）对酒精滥用者的识别可以预见其可能发生的并发症。酒精相关性疾病的发病率是联结初级护理与医院护理的关键点。围手术期的支持可以得到优化，例如，术前戒酒一段时间。可以改变手术计划（如行全髋关节置换术时，可以改变手术入路和股骨头大小，以降低术后发生脱位的概率）。术后后遗症可以预测，且有望避免。

延伸阅读

［1］ Bullock R. Head Injuries. In: Driscoll P, Skinner D, Earlam R, eds. *ABC of major trauma*, 3rd edn.London: BMJ, 2000:34–41.

［2］ Driscoll P, Skinner D, Earlam R, eds. *ABC of major trauma*, 3rd edn. London: BMJ, 2000.

［3］ Frossard JL, Steerml, Pastor CM. Acute pancreatitis. *Lancet* 2008;371:143–52.

［4］ National Confidential Enquiry into Patient Outcome and Death (NCEPOD). *Measuring the units.A review of patients who died with alcohol-related liver disease*. 2013. www.ncepod.org.uk (accessed 18 September 2014).

［5］ National Institute of Health and Care Excellence. *Alcohol-use disorders: diagnosis and clinical management of alcohol-related physical complications* (NICEguideline CG100). 2010. http://guidance.nice.org.uk/CG100 (accessed 18 September 2014).

［6］ Oppedal K, Moller AM, Pedersen B, Tonnesen H. Preoperative alcohol cessation prior to elective surgery. *Cochrane Database of Systematic Reviews* 2012;7:CD008343.

［7］ Rushbrook J, Pennington N. The effects of alcohol in orthopaedic patients.*Orthopaedics & Trauma* 2013;27:164–70.

［8］ Tønnesen H, Kehlet H. Preoperative alcoholism and postoperative morbidity. *British*

Journal of Surgery 1999;86:869–74.

[9] Tønnesen H, Nielsen PR, Lauritzen JB, Moller AM. Smoking and alcohol intervention before surgery: evidence for best practice.*British Journal of Anaesthesia* 2009;102:297–306.

[10] Tønnesen H, Rosenberg J, Nielsen HJ, Rasmussen V, Hauge C, Pedersen IK, et al. Effect of preoperative abstinence on poor postoperative outcomes in alcohol misusers: randomised controlled trial. *BMJ* 1999;318:1311–6.

[11] Touquet R, Csipke E, Hollaway P, Brown A, Patel T, Seddon AJ, et al.Resuscitation room blood alcohol concentrations: one–year cohort study. *Emergency Medicine Journal:EMJ* 2008;25:752–6.

第十三章 酒精、颌面部创伤和暴力的预防

Jonathan Shepherd 和 Paul Jordan

概述

1. 与有关机构分享创伤患者的基本信息可以使暴力程度降低。
2. 酒精滥用是造成暴力伤害的关键因素。
3. 与患者进行简单、有条理的交谈可以降低其受伤及发生其他酒精相关性危害的概率。
4. 短暂干预可使医院门诊的重复就诊减少。
5. 信息共享和酒精短期干预可在不需要其他资源的情况下实施。

一、引言

饮酒和暴力是密切相关的，且酒精滥用与一系列健康状况之间存在因果关系。加的夫大学暴力研究小组的证据表明，NHS 的工作人员有可能直接影响暴力事件和酒精滥用的程度。随机对照试验发现，短期干预可使重复伤害减少，同时减少了饮酒量。醉酒降低了机体避免冲突的能力，导致决策不良、在危险环境中无法求助，并降低了识别攻击者的能力，使攻击者免遭起诉。

酒精在英国的社会、文化和经济生活中起着关键作用。五十年前，英国是欧洲饮酒水平最低的国家之一，许多人一直保持着合理饮酒的习惯。然而近几十年来，过度饮酒的文化迅速形成，英国现在是欧洲为数不多的饮酒量增长的国家之一。仅在2010—2011年，就有超过120万例酒精相关性入院病例。根据2012年发布的政府酒精策略，在一个10万人的社区内，会有2 000人因酒精相关性疾病入院，还有1 000人成为与酒精相关性犯罪的受害者。共计21 500人的饮酒水平经常超过建议的低风险水平。长期过量饮酒会引发多种疾病，包括口腔癌症、心脏病、糖尿病、胃肠病和肝病，其中肝病的发生率在2001—2009年增加了25%。在急诊可以看到过量饮酒的急性影响，包括非故意伤害（意外事故）和故意伤害（暴力）。在颌面外科治疗的酒精相关性损伤主要包括玻璃划伤、鼻骨骨折、颧骨和下颌骨骨折，甚至还有咬伤。这些损伤都是暴力所致，是完全可以避免的（图13.1）。

采集和使用与袭击事件相关的数据，并向酒精滥用者提供短期干预，不仅可以预防暴力事件和伤害的发生，还可以减少大众酒精消费。因此，颌面

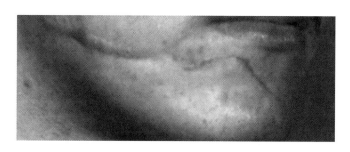

图13.1　一例酒精相关性攻击的后果

外科和其他创伤外科医生不仅能治疗疾病，还能在预防暴力中发挥有效作用。本章强调需要重新思考口腔颌面外科医生和护士的责任，以实现减少酒精滥用和暴力事件的目标。酒精滥用和暴力影响到社会的所有阶层，与每个人息息相关。

二、暴力预防的数据共享：加的夫模式

加的夫暴力预防模式基于急诊科（Emergency Department，EDs）、地方政府和NHS之间的信息共享。当自诉在暴力事件中受伤的患者初次到急诊科就诊时，接待人员应录入事件发生的具体地点（酒吧、夜总会、街道、公园等的名称）、时间、日期、凶器类型等信息。这些信息随后由医院信息技术（IT）人员匿名化，并与警察局或地方政府的犯罪分析员共享。然后，犯罪分析员将这些信息与警务情报结合起来，提供暴力事件集中、全面、确切的地点、时间清单。这使警察和地方政府能够比单独利用警务情报时更高效地利用资源。通过这种方法，许多预防策略获得成功：部署闭路电视摄像机、车流量和公共交通的改变、高危酒吧和俱乐部中玻璃器皿的增韧和聚碳酸酯化、城市娱乐街区的步行化和酒精饮料营业执照吊销。

在一项持续7年的实验中，研究者比较了加的夫和14个由英国内政部确认与其"最相近"的、应用传统暴力预防方法的城市，包括两者的一系列社会和经济指标。加的夫住院数和由警方记录的严重暴力事件数目均明显少于对照城市。在2003—2007年间，加的夫因暴力所致的平均住院率是

89/100 000 ，而未应用此模式的对照城市为135/100 000。警方记录的受伤人数比对照城市少42%。加的夫模式降低了与暴力事件相关的卫生服务、刑事司法和整个社会的成本，回报巨大，展现了构建多机构信息共享的优势，有助于指导预防暴力事件的规划、政策制定和实施。此外，在社区水平记录到的受伤人数减少和成本效益节约的事实，凸显了加的夫模式在公共卫生方面的意义。目前的经济现状意味着可用于预防的资源有限，使得包括卫生和法律执行及运输、教育、社会服务等在内的各部门间的合作成为必然趋势。

颌面外科医生可以共享急诊科的暴力事件预防信息，并对急诊科软件进行修改、易化，从而对这一过程作出贡献。这包括对 ED 接待员进行专业培训，确立能够匿名化并分享数据的医院 IT 领头人，建立 IT 领头人与当地社区犯罪分析师之间的联系，并保证这些独一无二的 ED 数据确实被警方和地方政府持续使用。颌面外科医生和急诊医生也可以通过组织和维持与高级警官和地方政府官员的定期会面，针对资源制定每月决策，促进加的夫模式的使用。特别是当认识到参与这一模式的社区和城市变得更加安全时，这一模式的贡献在专业角度上十分有益。

三、酒精短期干预

短期干预是患者和卫生专业人员之间持续5分钟左右，短暂而有条理的对话，其目的是促使患者减少饮酒量。加的夫大学的研究发现，短期干预在包括颌面科门诊在内的各种各样的医疗保健领域都有效。世界卫生组织和英国皇家外科学院建议，对酒精滥用者进行筛查和短期干预应该成为临床实践的例行部分。其目的是促使患者认识到饮酒引起的危害，特别是正在处理的创伤；回顾他们的饮酒情况；设定自己饮酒的限度；使酒精滥用者做出减少危险性饮酒的决定并付诸实践。对于某些恢复饮酒的患者而言，干预措施会帮助他们更合理地饮酒。

干预时机至关重要。在"可教育时刻"，即一个人面对其行为后果更容易接受改变行为方式的建议时，短期干预效果最好。醉酒受伤后一周内，在颌面外科门诊进行缝合手术时是最佳教育时机。这正如在旅行者度假归来后发现工作服变紧时，给他提出调整饮食的建议更易被认真对待一样。

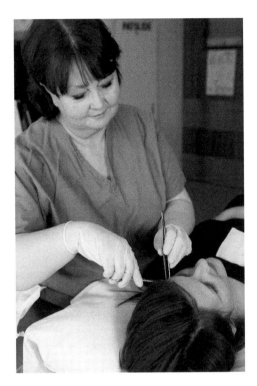

图13.2　颌面外科门诊护士为一位患者拆线并进行简单干预

短期干预应该是个性化的，并以支持性而非评判性的方式对患者实施；使用 FRAMES 方法（框13.1；阅读 William Miller 编写的关于动机性访谈的图书可获取更多有用的信息）。

参与了初步试验的加的夫大学卫生委员会护士长 Kathryn Bridgeman 说：

这种干预开始时和普通交谈别无二致，只有当它开展下去，患者参与进来，他们才会明白谈话是有层次和结构的。当患者认识到这一点时，护士需要重新评估患者的参与程度。可能有必要重新分组并向患者保证，医务工作者并不是在对他们的饮酒习惯进行评判。通常此时干预措施开始被患者全面理解，干预工作才能真正开始。

框 13.1　**FRAMES 议程表**

反馈（Feedback）：帮助患者建立当前受伤和酒精滥用之间的联系。
责任（Responsibility）：鼓励患者为自己的饮酒承担责任。
建议（Advice）：为患者提供个体化建议，例如，在安全限度内持续饮酒。
选单（Menu）：为患者提供减少饮酒的选项，例如，选择小杯而非大杯饮酒，避免按"巡"饮酒，不单纯依靠酒精类酒精饮料解渴。
移情（Empathy）：采用移情方法，而非说教，例如，说"我们都喜欢喝酒，但周六晚上到急诊室就诊就没那么有趣了"。
自我效能感（Self-efficacy）：对患者强调，他们能够改变饮酒习惯，例如，就像患者常常能够戒烟一样。

四、短期干预工作

对照试验表明，每8个接受酒精短期干预的高危饮酒者中，会有1个人因为接受干预而减少饮酒量至安全限度以内。如上文所述，在颌面外科门诊进行干预，效果更好；1/4饮酒者因这种环境中的短期干预恢复了安全饮酒水平。由于短期的干预具有机会性，且无需额外的临床资源即可纳入临床例行工作中，所以短期干预代表着对护理时间的充分利用，且经济有效。然而，如果颌面外科护士和其他卫生专业人员要在预防工作中发挥有效作用，并将短期干预纳入标准化工作，那么他们需要接受高质量的培训和支持。

五、运用这些模式的挑战

在数据共享和短期干预方面存在一些误解。过去，参与社区预防被误认为是"医疗家长作风"。医学总会的指南对数据共享做出了明确规定，以便发现和预防社区暴力。预防暴力和未来伤害与治疗一样重要。收集数据在运筹上的障碍包括缺乏急诊接待的合适软件、缺乏与犯罪分析师的联系、急诊科接待员缺乏专业知识。这些障碍可以通过培训接待员、对软件进行简单调整、建立急诊医生与当地打击犯罪团伙的人员的常规联系来克服。记录数据的软件程序比较简单，其解决方案可以由医院的 IT 人员提供，因此急诊科和颌面外科门诊实现数据共享无需花费额外费用。 因为进行缝合手术时可以与患者沟通，并且无需掌握药物滥用诊疗方面的专业知识，所以短期干预可以在无需额外资源的情况下进行。一些自身饮酒水平高于标准的专业人员可能认为实施干预非常虚伪，但是，很显然，针对患者实际健康风险的专业做法应当包括帮助他们减少这些风险。尽管如此，筛查和短期干预的过程作为对卫生专业人员自身健康行为的挑战，或许对他们也颇有帮助。所以，本着威尔士酒精短期干预运动的精神，为什么不与饮酒者"谈两句"呢？

延伸阅读

［1］ Dines C. Using A&E data to prevent violence in communities. *Nursing Times* 2011;107(13):16–8.

［2］ Florence C, Shepherd J, Brennan I, Simon T. Effectiveness of anonymised information sharing and use in health service, police, and local government partnership for preventing violence related injury: experimental study and time series analysis. *BMJ (Clinical Research Ed.)* 2011;342:d3313.

［3］ Gentilello LM, Rivara FP, Donovan DM, Jurkovich GJ, Daranciang E, Dunn CW, et al. Alcohol interventions in a trauma center as a means of reducing the risk of injury recurrence. *Annals of Surgery* 1999;230:473–80.

［4］ Miller WR, Rollnick S. *Motivational interviewing: preparing people to change addictive behavior*. New York:Guilford Press, 1991.

［5］ Raistrick D. *Review of the effectiveness of treatment for alcohol problems*. London: National Treatment Agency for Substance Misuse, 2006.

［6］ Smith AJ, Hodgson RJ, Bridgeman K, Shepherd JP.A randomized controlled trial of a brief intervention after alcohol–related facial injury. *Addiction* 2003;98:43–52.

第十四章 饮酒相关神经系统和神经外科并发症

Jane Alty 和 Jeremy Cosgrove

概述

1. 韦尼克（Wernicke）脑病是一种医疗急症，需要通过静脉注射高剂量维生素 B_1 素进行紧急治疗。

2. 对任何可能有长期酒精滥用史的患者，在给予葡萄糖之前静脉注射大剂量维生素 B_1，从而避免引起韦尼克脑病。一旦怀疑，就应给予维生素 B_1 治疗！

3. 酒精戒断性癫痫是急性酒精戒断综合征的特征之一，应当使用苯二氮䓬类药物治疗。

4. 长期过量饮酒是脑桥中央髓鞘溶解症的危险因素——低钠血症持续24小时以上应当谨慎纠正。

5. 对任何有神经疾病表现的醉酒者都应考虑颅脑损伤。

对所有有神经疾病表现的患者来说，记录酒精病史至关重要。因为酒精滥用特别常见，而且能引起广泛的神经系统损伤。本章概括了酒精引起的常见神经系统和神经外科并发症，并强调了那些未经及时处理可能造成严重后果的疾病。尽管相关信息分为部分独立表述，但患者常常呈现出重叠的临床表型，例如，周围神经症与小脑退化、韦尼克－科尔萨科夫（Wernicke–Korsakoff）综合征与酒精戒断性癫痫。所以，如果你发现了一项酒精引起的并发症，还要仔细检查其他可能需要治疗的并发症。

（一）如何鉴别癫痫和酒精戒断性癫痫发作?

长期酗酒者突然停止饮酒或酒精摄入显著减少，可能发生戒断性癫痫发作。癫痫发作是急性酒精戒断的特征之一。其他症状包括焦虑、易激惹、自主神经功能紊乱和震颤在第十八章"急性无计划酒精戒断的管理"中有详细介绍。

相反，易感个体在摄入大量酒精后可能引起癫痫发作。表 14.1 的总结有助于鉴别两型癫痫发作的特点。

对并发癫痫的依赖性饮酒者常开具抗癫痫药物，如左乙拉西坦、拉莫三嗪和托吡酯等，因为这些药物对肝脏的影响和药物－药物相互作用较少。然而，必须强调的是，持续大量饮酒会降低这些药物的疗效，因为饮酒者对药

表 14.1 酒精戒断性癫痫发作与癫痫发作的鉴别特点

	酒精戒断性癫痫发作	癫痫发作
发作时间	大多在禁酒后 12 ~ 24 小时发生（范围是 8 ~ 48 小时）	更易发生在严重醉酒后的清晨
发作类型	全身性强直—阵挛发作 局灶性发作表明大脑存在器质性问题，不可能是酒精戒断性发作	全身性或局灶性发作——反映癫痫的潜在病因
发作方式	更有可能丛集发作，即在几小时内发作数次。癫痫持续状态是罕见的，但有可能发生	任何可能的方式——反映癫痫的潜在病因和严重程度
脑电图（electroen-cephalogram，EEG）改变	发作 [a]EEG：与全身性发作一致的全脑改变 发作间期 [b]EEG 可能在酒精戒断时期有轻微异常	发作 EEG：反映发作类型，即全身性发作时有全脑改变，局灶性发作时仅局部异常 发作间期 EEG：依癫痫病因不同，可显示遗传性和（或）特发性癫痫或脑局灶性异常的证据

a：表示在发作期内。

b：表示在两次发作之间，即不在发作期内。

物治疗方案依从性差、癫痫发作阈值降低。

（二）酒精戒断性癫痫发作的治疗

酒精戒断性癫痫发作往往较短暂且具自限性。口服苯二氮䓬类药物逐渐减量的治疗方案可以预防远期癫痫发作，但有时发作时出现一系列表现，偶尔会发展为癫痫持续状态。医护人员应考虑到癫痫发作的其他病因，例如，颅脑损伤和电解质失衡，这些病因通常不需要苯二氮䓬类以外的其他抗癫痫药物进行治疗。

（三）驾驶规则和酒精戒断性癫痫发作

英国交通管理局（Driver and Vehicle Licensing Agency，DVLA）规定单次

酒精戒断性癫痫发作者将被吊销一类驾照（汽车或摩托驾照）至少6个月。多次酒精戒断性癫痫发作涵盖在DVLA的癫痫条例中。建议及时了解最新的驾驶规定，如有疑问可咨询相关部门。

所有类型的癫痫患者都应该被建议不要驾驶车辆并不得向DVLA申请驾照。这一谈话应记录在病历中。

三、神经病变

（一）酒精性神经病变

酒精和相关营养（尤其是维生素 B_1）缺乏会直接损伤周围神经。典型的病变是酒精引起的长度依赖性、感觉运动轴突多发性神经病变，导致对称性"手套和袜套"感（图14.1）、灼烧感，伴肌无力的刺痛。

在酒精性神经病变早期，禁酒并补充维生素可以逆转症状；但在较晚期，这只能预防进一步的损害。阿米替林、加和普瑞巴林等治疗神经疾病的药物可以缓解感觉异常症状，而物理治疗可以改善步态。

（二）压迫性神经病变

由急性酒精中毒导致的意识水平降低阻止了中毒者对不适感的察觉，这使患者易患神经压迫症。一个典型的例子是"周六晚上麻痹"——当手臂搭在吧台边缘或长凳等的坚硬表面上时，导致桡神经受压于肱骨表面。神经功能障碍通常是暂时的，由髓鞘的局部损伤而非下层的轴突损伤（神经失用症）导致。

四、小脑疾病

几乎每个人都见过急性酒精中毒引起短暂性小脑功能障碍的患者。其表现为言语不清（构音障碍）、双眼运动不平稳（眼球震颤）、震颤（意向性震颤）、宽基步态和协调性不佳（共济失调），一旦血液酒精水平下降，这些症状即可缓解。然而，长期酒精滥用会引起不可逆转的小脑萎缩。与酒精性神经病变一样，有证据表明，与饮酒相关的维生素 B_1 缺乏是这一病变必不可少的因素。

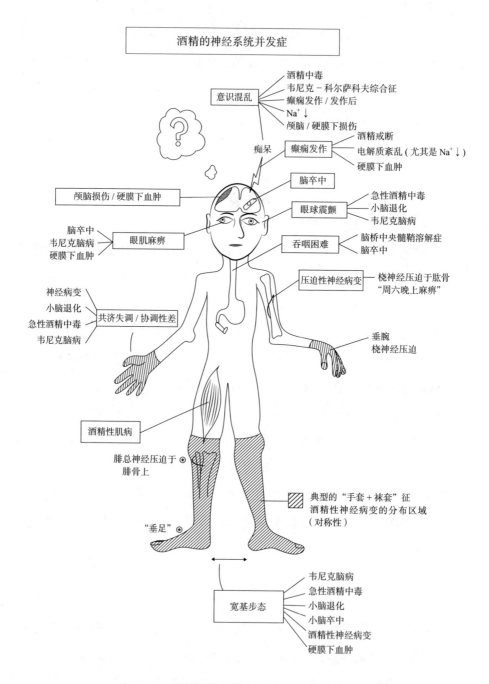

图 14.1　酒精相关性神经系统主要并发症

五、韦尼克－科尔萨科夫综合征

该术语是指韦尼克脑病和科尔萨科夫综合征的共同表现。这两种疾病由维生素 B_1 缺乏所致，可以看作是同一疾病过程的不同表现形式。

（一）韦尼克脑病

典型的三联征仅发生在1/3的病例中：

1.眼部功能障碍：轻则表现为多向性眼球震颤，重则完全性眼肌瘫痪。

2.共济失调步态：轻则表现为轻微困难的踉跄行走，重则只能在他人帮助时站立。

3.急性意识模糊：通常是以冷漠、注意力不集中、定向障碍和易激惹为特征的全脑性意识模糊，也可能发生昏迷。

及时补充维生素 B_1 通常能在数小时内逆转意识模糊和眼部功能障碍。延误治疗可能引起不可逆转的体征，并可能发展为科尔萨科夫综合征。

所有疑似韦尼克脑病的患者都应立即给予静脉注射大剂量维生素 B_1。也应对那些有韦尼克脑病患病风险的人提供维生素 B_1 治疗 —— 用量参考 NICE 指南 CG100。

（二）科尔萨科夫综合征

韦尼克脑病症状可能被酒精戒断综合征、震颤性谵妄、颅脑损伤或感染所掩盖。随后，可能会发现科尔萨科夫综合征的临床症状：

1.严重的顺行性遗忘：患者无法记忆新的信息。工作记忆（极短时期内的记忆）通常完好，但不能将其转化为半永久性或永久性记忆。患者可以在被提问时记录并重复一串数字，但过一会儿就不能回忆起这串数字或起初被要求执行的任务。或者，患者可能重复自己所说的话，或花数小时阅读书本的同一页内容。

2.不同程度的逆行性遗忘：情节记忆 —— 一个人生活中有关地点、时间和情绪的记忆 —— 严重受损，例如，患者可能无法回忆起过去20年或30年的生活。远期记忆比近期记忆保留得多。语义记忆丧失 —— 对语义和事实的记忆——不同患者的严重程度不同，通常不如情节记忆损失严重。

3.虚构：指记忆被患者此时能记起的信息替换。患者确信自己所述正确无误，这一问题由情节记忆的严重缺失所致。

典型的科尔萨科夫综合征患者对其记忆缺失缺乏认识，并可能对此漠不关心。他们的意识水平是正常的。MRI 往往显示与脑干、乳头体和丘脑的局部微出血和神经胶质增生相一致的改变。

禁酒和营养替代是治疗科尔萨科夫综合征的基础。一旦确诊，康复的概率很低，但部分患者确实有所改善，有时也能学习新知识。

六、酒精性痴呆

人们认识到，50% ~ 70% 的问题饮酒者在神经心理测试中表现出有全脑性认知障碍。目前尚不清楚有多大比例由于酒精直接导致，以及多大比例由于营养缺乏、反复颅脑损伤和肝病等其他因素导致。尚无明显的脑部有病理性改变的报道。广泛性脑萎缩是酒精性痴呆的典型表现。

七、脑卒中

酒精滥用提高血脂水平，增加糖尿病的患病风险，升高血压并诱发心房颤动，从而增加了脑卒中的风险。相反，少量饮酒可能降低患脑血管疾病的风险。

八、脑桥中央髓鞘溶解症

脑桥中央髓鞘溶解症（central pontine myelinolysis，CPM）指脑桥前端的非炎症性髓鞘脱失。有时，类似的病理学改变会影响脑的其他部位，如小脑、丘脑和基底节，被称为"脑桥外髓鞘溶解症（extra pontine myelinolysis，EPM）"。CPM 和 EPM 统称为"渗透性脱髓鞘综合征"（osmotic demyelination syndrome，ODS），参见图14.2。特定脑区对髓鞘脱失的易感性可能与这些部位的灰质和白质的交错分布有关。

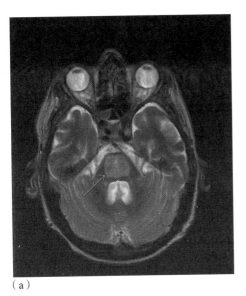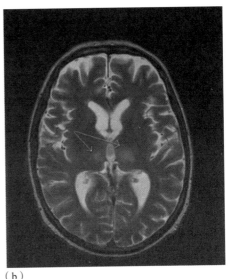

（a） （b）

图14.2 渗透性脱髓鞘综合征。一个中年问题饮酒者的脑部 T_2 加权 MRI 图像。该患者因静脉曲张出血入院，并逐渐出现松弛性四肢麻痹、意识减退、吞咽困难和构音障碍。注意脑桥部弥漫性高信号的 CPM 特征性改变（a），伴有与 EPM 一致的双侧丘脑信号异常增高（b）

ODS 是血浆渗透压的迅速变化引起的。最常见于低钠血症（通常血清 $Na^+<120mmol/L$）持续至少24小时且过快纠正时。血清渗透压的骤然升高导致细胞迅速脱水，使其收缩、死亡。问题饮酒者患 ODS 的风险增加，因为他们饮用了大量液体但食物摄入不足，还可能导致肝、肾功能减退。

ODS 的临床表现取决于髓鞘脱失的部位和严重程度。严重 CPM 的"特征"表现为，快速纠正低钠血症后24～48小时内出现松弛型、反射性四肢瘫痪，伴有吞咽困难和构音障碍。CPM 中脑桥前端的广泛性损伤有时可导致"闭锁综合征"。随着 MRI 的出现，越来越多轻度或无症状病例得到确诊。预后也各不相同，从完全恢复到死亡均有可能。

对所有血清 Na^+ 水平降低（$<120mmd/L$）持续时间≥24小时的患者，任意24小时内，钠离子的纠正幅度都不应超过10mmol/L。

九、酒精性肌病

急性酒精性肌病发生在大量饮酒之后。其特点是24 ~ 48小时后出现肌痛、近端肌无力，偶尔有吞咽困难。肌肉肿胀，有触痛。肌酸激酶水平显著升高，并有可能发生横纹肌溶解症，患者需要数周到数月才能康复。

慢性酒精性肌病在数周至数月内逐渐进展，表现为进行性、无痛的近端肌无力和萎缩。肌酸激酶通常是正常的，但常发生低钾血症和低磷血症。康复需数月，且不能完全恢复。

治疗通常为支持性治疗 —— 补液、禁酒、纠正相关的电解质异常和营养补充。

十、脑部损伤与硬膜下血肿

酒精中毒引起的脑部损伤或神经系统酒精相关性损伤都是常见的。颅脑损伤的症状 —— 例如，摇晃不稳、头痛、精神错乱、嗜睡和淡漠 —— 可能与酒精戒断或韦尼克脑病的表现相似。任何有神经系统疾病表现的问题饮酒者都应考虑到这两种情况。

硬膜下血肿（subdural haematoma，SDH）是一种特殊类型的颅脑损伤，是桥静脉（连接皮质浅静脉与硬脑膜静脉窦）破裂所致（图14.3）。血液流入硬脑膜下隙导致颅内压上升。酒精滥用者一系列生理学和解剖学改变，增加了其患 SDH 的风险，包括继发于肝病的凝血异常、酒精对骨髓的直接毒性作用导致的血小板减少及继发于脑萎缩的桥静脉易损性增加。

急性 SDH 有时需要手术移除血块和（或）修复损伤静脉。慢性 SDH 的表现更具隐匿性，常不伴有颅脑损伤。慢性 SDH 常被保守处理，但也有可能需要手术。

所有 SDH 案例都需要神经外科医生会诊。

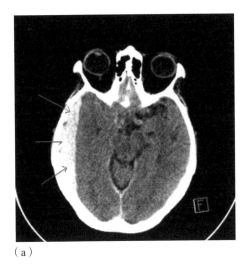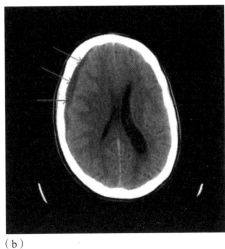

（a） （b）

图14.3 急性和慢性SDH：轴向计算机断层（CT）扫描显示急性（a）和慢性（b）右侧SDH。请记住，在CT成像中，急性出血表现为高密度影（亮），慢性出血表现为低密度影（暗）

延伸阅读

[1] Driver and Vehicle Licensing Agency. *DVLA at a glance guide to the current medical guidelines for professionals, 2013.* https://www.gov.uk/government/collections/current-medical-guidelines-dvla-guidance-for-professionals (accessed 18 September 2014).

[2] Harper C. The neuropathology of alcohol-related brain damage. *Alcohol & Alcoholism* 2009;44:136-40.

[3] Kopelman MD, Thomson AD, guerrini I, Marshall EJ.The Korsakoff syndrome: clinical aspects, psychology and treatment. *Alcohol & Alcoholism* 2009;44:148-54.

[4] National Institute of Health and Care Excellence.*Alcohol-use disorders: diagnosis and clinical management of alcohol-related physical complications* (NICEguidelines CG100). 2010. http://www.nice.org.uk/guidance/CG100 (accessed 18 September 2014).

[5] Welch KA.Neurological complications of alcohol and misuse of drugs. *Practical Neurology* 2011;11:206-19.

第十五章　酒精与癌症

Sarah L. Williams

概述

1. 饮酒至少可以引起七种癌症。

2. 在英国，每年约有 12 500 例癌症是酒精引起的。

3. 并不存在饮酒的"安全"限度（在此限度以下患癌症的风险不会增加）。

4. 患癌症的风险随着平均饮酒量的增加而增高。

5. 酒精会加重其他致癌物质如烟草的致癌作用，提高雌激素水平，并产生致癌性代谢产物（乙醛）。

一、癌症的类型

酒精被确定为癌症的致病因素已经超过25年。国际癌症研究机构（International Agency for Research Cancer，IARC，世界卫生组织的一个部门）是决定某一物质是否致癌的世界权威机构，自1988年起，该机构将酒精归类为能够导致癌症的物质（致癌物）。众所周知，酒精会增加以下七种癌症的患病风险（图15.1）：口腔癌、咽癌、喉癌、食管癌、肠癌、肝细胞癌和女性的乳腺癌。越来越多的证据表明酒精也可能是胰腺癌的一种致病因素（至少在酗酒者中）。

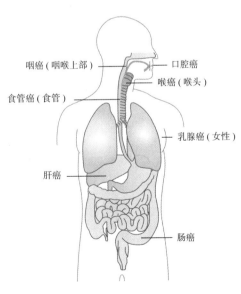

图15.1　酒精可引起七种不同类型的癌症

一份关于生活方式和癌症的综合报告（Parkin，2011）指出，4%的英国癌症归因于酒精——每年12 500例（图15.2）。与其他类型的癌症相比，酒精引起上呼吸道、消化道癌症——口腔癌、咽癌、喉癌和食管癌的比例更高。然而酒精导致的大肠癌和乳腺癌患病人数更多，因为大肠癌和乳腺癌较其他类型的癌症更为普遍。

二、摄入量越大，风险越高

虽然患癌症的风险随个体常规饮酒量的增加而上升，但不是只有酗酒者

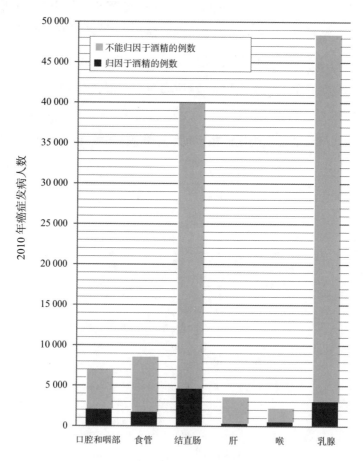

图15.2　2010年英国酒精相关性癌症总发病人数，突出显示了归因于饮酒的病例数
来源：Parkin（2011）。

受到影响（图15.3，彩图见书末）。每天饮用一小杯酒（约1.5单位酒精）可使女性乳腺癌的风险增加5%，口腔癌和咽癌的风险增加17%，一种类型的食管癌（鳞状细胞癌）的风险增加30%。

饮酒量处于较高水平时（约一天6单位），患食管癌和喉癌的风险增加1倍，而患口咽癌的风险增加2倍。按照英国一般酒精性饮料的度数和计量单位，6单位（图15.4）相当于2品脱上等窖藏啤酒，或2大杯葡萄酒杯（250mL）。

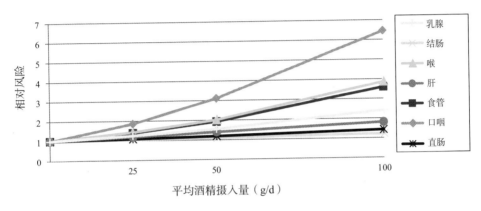

图15.3　癌症患病风险随酒精摄入量的增加而上升

来源：Corrao et al.（2004）。

（一）酒精与乳腺癌

乳腺癌是英国女性最常见的癌症，许多英国女性有饮酒习惯。因此，尽管1单位酒精引起乳腺癌的相对危险度较小，酒精-乳腺癌联系在公共卫生方面仍尤为重要。

在1 000名不饮酒的女性中，约111人在她们一生中的某个时刻被确诊患有乳腺癌。如果这1 000名女性每天饮用不超过12.5g酒精（约1.5单位，且在英国指南推荐限度之内），将增加6例乳腺癌病例。如果她们每天饮用40g酒精（5单位），将增加32例病例（表15.1）。

（二）饮酒方式

大多关于酒精和癌症的流行病学研究都关注了每日平均饮酒量与癌症的

2 单位
1 品脱普通度数的（3%～4%）啤酒、苹果酒或苦啤酒

3 单位
1 品脱优质（5%～5.5%）啤酒、苹果酒或增强型苦啤酒

9.5 单位
一瓶葡萄酒（12.5%）

3 单位
一大杯（250mL）葡萄酒（12.5%）

2 单位
一杯（175mL）葡萄酒（12.5%）

不到 3 单位
双份的大杯（2×35mL）烈酒（40%）

1 单位
单份的小杯（25mL）烈酒（40%），有或无调制

不到 1.5 单位
一瓶 275mL 预调鸡尾酒（5%）

图 15.4　1 英制单位相当于 10mL（8g）纯酒精。公众对一杯酒精饮料中所含酒精的单位数理解相对较差

表 15.1　酒精对女性乳腺癌发病率的影响

每日饮用的酒精（g）	每 1 000 名女性在一生中患乳腺癌的预期数量	
	与酒精有关（例）	总计（例）
0	0	111
最多 12.5	6	117
20	16	127
30	24	135
40	32	143

注：在整个人群，酒精对女性乳腺癌患者数量的影响极为显著，因为许多女性有饮酒习惯，而乳腺癌是一种常见疾病。由英国癌症研究中心基于当前文献统计。

相关性。然而尚未开展充分的研究来了解饮酒方式的影响，即饮酒方式——酗酒或佐餐饮酒——是否影响患癌风险。目前，流行病学明确指出，平均饮酒量越大，患癌症的风险越高。

三、酒精如何致癌

酒精很可能通过不同的机制引起不同类型的癌症。目前尚未明确任何机制，但仍有多项学说有良好的证据支持（表15.2）。

表15.2　酒精致癌的机制

部位	有充分证据支持的机制
口腔	乙醛 协同致癌作用（尤其是与烟草协同）
咽	乙醛 协同致癌作用（尤其是与烟草协同）
喉	乙醛 协同致癌作用（尤其是与烟草协同）
食管	乙醛 协同致癌作用（尤其是与烟草协同）
肝	免疫介导的损伤，包括活性氧化损伤 修复导致纤维化，最终发展为肝硬化。受损的肝细胞突变增多 协同致癌作用［病毒性肝炎（乙肝、丙肝），烟草］
结直肠	叶酸减少
乳腺（女性）	雌激素升高

注：多个酒精致癌学说都有充分的证据支持，酒精很可能通过不同机制在不同部位引起癌症。

（一）乙醛

酒精（乙醇）代谢为乙醛，乙醛又转化为乙酸。乙酸是无毒的，但乙醛是一种已知的诱变剂，IARC已经将其归类为致癌物，乙醛是在饮酒后形成的。目前认为乙醛是导致上呼吸道、消化道癌症特别重要的物质之一（图15.5）。

酒精主要通过乙醇脱氢酶（alcohol dehydrogenase，ADH）家族酶代谢为乙醛。乙醛脱氢酶（ALDH）随后对乙醛解毒，生成乙酸，这一过程主要发生在肝脏。

人类已知的 ADH 有7类，几乎存在于人体所有组织内。不同类型的 ADH 在某些部位更为常见。乙醇代谢大多发生在肝脏，肝脏中1类 ADHs 表达水平更高。但 ADHs 也表达于胃和上消化道黏膜——包括食管、牙龈、口腔和舌。

少部分酒精可能在被饮入后立即在上消化道黏膜或在胃中代谢，但大部分经小肠吸收入体内，并且随血液运输至肝脏。

然而，尤其是摄入大量酒精时，并非全部乙醇都会在首次通过肝脏时被代谢。循环系统的乙醇随后可以被其他部位——例如，口腔黏膜表达的 ADH 和唾液中的口腔细菌代谢。乙醛在口腔和咽部不易转化为无害的乙酸，因为口腔和

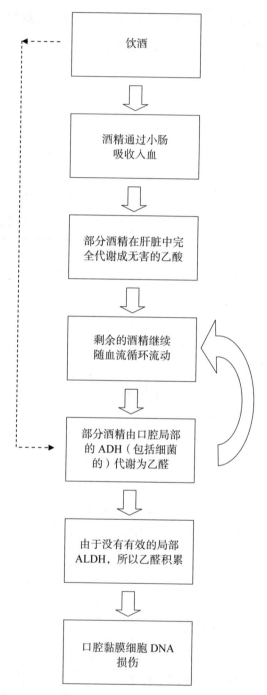

图15.5 酒精可以通过主要代谢产物乙醛引起口腔癌。ADH，乙醇脱氢酶；ALDH，乙醛脱氢酶

咽部黏膜缺乏 ALDH 活性。这意味着，摄入酒精一段时间后，具有致癌性的乙醛在口腔和咽喉部的浓度增加。

一项研究发现，饮用酒精后唾液中的乙醛浓度明显增加，但使用抗生素漱口液的参与者，这一反应减弱——突出了口腔细菌在内源性乙醛的产生中的重要作用。一项试验性研究发现在饮酒后志愿者的口腔细胞中存在高水平的DNA-乙醛加合物，这是酒精摄入与口腔DNA损伤关系的首个直接证据。

（二）雌激素

与不饮酒者相比，饮酒的女性性激素（包括雌激素）水平往往更高，而性激素结合球蛋白的水平较低（Endogenous Hormones and Breast Cancer Collaborative Group，2011）。雌激素是乳腺癌的关键驱动因素，这可能是对酒精增加患该病风险的一种解释。

酒精对雌激素水平的影响可能在绝经后女性中尤为重要，因为她们的自然雌激素水平比绝经前女性低。因此，由于饮酒而产生的雌激素可能对绝经后女性产生更大的影响。

（三）酒精的协同致癌作用

酒精也可以与其他致癌物协同作用，甚至比单独作用更能增加患癌症的风险。有很多证据表明酒精会加剧烟草的影响（图15.6）。既饮酒又吸烟的人患 UADT 癌症的风险远远高于那些既不饮酒又不吸烟者。由于溶剂作用和口腔黏膜通透性的增加，烟草致癌物质在酒精存在的情况下更易被吸收。

酒精相关性肝硬化发展为原发性肝癌的风险更高——见第十一章。病毒性肝炎（乙型和丙型肝炎）患者患肝硬化的终身风险也较高，而饮酒的患者患肝硬化和 HCC 的风险均高于不饮酒者。建议慢性乙型肝炎或丙型肝炎患者避免饮酒。

四、降低癌症发生风险

人们可以通过减少平均饮酒量来降低发生癌症的风险。尽管在科学上酒精是一个公认的致癌因素，但很多人还是没有意识到它与癌症的关系。有人

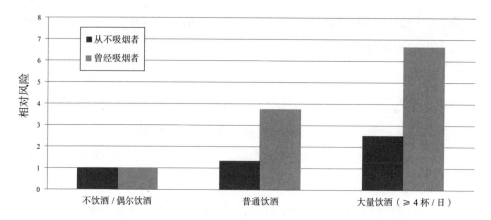

图15.6　与不饮酒者和（或）偶尔饮酒者相比，饮酒可使吸烟者患口咽癌的概率高于不吸烟者。每天摄入4次或4次以上酒精性饮料的重度饮酒者中，这种影响更明显（Turati 等，2013）

还误认为只有大量饮酒者才有患癌症的风险。有必要提高公众对中等甚至轻度饮酒危险的认识，并建议和支持人们减少饮酒 —— 人们可以采取行动做出许多简单的改变，以减少他们的平均饮酒量（框15.1）。

了解"单位"

在英国，酒精饮料中酒精的含量通常是用单位来衡量的。1单位相当于10mL或8g乙醇。英国政府建议，男性每日饮酒不应经常超过3 ~ 4单位，而女性则不应超过2 ~ 3单位。然而，公众并未充分了解1单位的具体含义，或不同的酒精饮料中含多少单位酒精（图15.4）。

一般来说，政府的建议可以理解为男性每日饮酒不应超过2单位（即两标准杯），而女性不应超过1单位（即一标准杯）。饮酒越少，患癌症的风险越小。虽然饮酒量在指导范围内时仍能增加癌症患病风险，但对患病的绝对危险度影响较小。对于那些饮酒过量的人来说，患癌风险增加是建议其减少酒精摄入量的一个关键原因。

框 15.1　**减少饮酒的技巧**

- 不要把白葡萄酒或啤酒储藏在冰箱里——当你想喝时再冷藏。
- 尽量避免在家里储藏大量的酒。
- 如果你倾向于与某个特定的人（如你的伴侣）饮酒，商定一些你们共同坚守的无酒日。
- 尽量不要把你的酒精饮料"加满"——这使你更难记录你的饮酒情况。
- 在酒吧中远离人群，这样你就可以控制自己是否及何时想再喝一杯。
- 酒精饮料与软酒精饮料交替饮用，或尝试饮用起泡酒和掺柠檬汁的啤酒。
- 记录饮酒情况，你可能会发现你的饮酒量超出你的想象。有一些在线记录器和移动 App 记录器，其中之一来自 NHS。

延伸阅读

［1］ Bagnardi V, Rota M, Botteri E, Tramacere I, Islami F, Fedirko V, et al. Light alcohol drinking and cancer: a meta‒analysis. *Annals of Oncology* 2013;24:301–8.

［2］ Balbo S, Meng L, Bliss RL, Jensen JA, Hatsukami DK, Hecht SS. Kinetics of DNA adduct formation in the oral cavity after drinking alcohol. *Cancer Epidemiology, Biomarkers and Prevention* 2012;21:601–8.

［3］ Boyle P, Autier P, Bartelink H, Baselga J, Boffetta P, Burn J, et al. European code against cancer and scientific justification: third version (2003). *Annals of Oncology* 2003;14:973–1005.

［4］ Corrao G, Bagnardi V, Zambon A, La Vecchia C. A meta‒analysis of alcohol consumption and the risk of 15 diseases. *Preventive Medicine* 2004;38:613–9.

［5］ Endogenous Hormones and Breast Cancer Collaborative Group; Key TJ, Appleby PN, Reeves GK, Roddam AW, Helzlsouer KJ, Alberg AJ, et al. Circulating sex hormones and breast cancer risk factors in postmenopausal women: reanalysis of 13 studies. *British Journal of Cancer* 2011;105:709–22.

［6］ Homann N, Jousimies‒Somer H, Jokelainen K, Heine R, Salaspuro M. High acetaldehyde levels in saliva after ethanol consumption: methodological aspects and pathogenetic implications.*Carcinogenesis* 1997;18:1739–43.

［7］ Parkin DM. Cancers attributable to consumption of alcohol in the UK in 2010. *British Journal of Cancer* 2011;105(Suppl 2):S14–8.

［8］ Personal habits and indoor combustions. Volume 100E. A review of human carcinogens. IARC monographs on the evaluation of carcinogenic risks to humans. Lyon: IARC, 2012.

［9］ Seitz HK, Pelucchi C, Bagnardi V, La Vecchia C. Epidemiology and pathophysiology of alcohol and breast cancer: update 2012. *Alcohol and Alcoholism* 2012;47:204–12.

[10] Turati F, garavello W, Tramacere I, Pelucchi C, Galeone C, Bagnardi V, et al. A meta-analysis of alcohol drinking and oral and pharyngeal cancers: results from subgroup analyses. Alcohol and Alcoholism 2013;48:107–18.

第十六章　酒精与心脏

Nitin Kumar，Yasmin Ismail 和 Julian Strange

概述

1. 酒精摄入与心血管系统的关系是复杂的，一般认为适度饮酒可以减少冠状动脉硬化性心脏病（冠心病）、缺血性脑卒中、外周动脉疾病、冠心病的死亡率及全因死亡率；而大量饮酒已被证明可对身体造成伤害，引起心肌病、心律失常及心血管疾病死亡率增高。

2. 营养不良与长期酒精摄入有关；特定电解质和微量元素缺乏可能使患者易患心律失常。

3. 肥厚型心肌病可采用室间隔酒精消融术治疗，这突出了酒精在心脏病学中的治疗作用。

4. 由于缺乏随机对照试验评估饮酒对心血管健康影响的可靠数据，不应鼓励患者开始饮酒。然而，也几乎没有理由推荐常规禁酒。

一、引言

根据世界卫生组织（WHO）的报告，欧洲人是世界上饮酒量最大的群体，年龄≥15岁的欧洲人中，有超过1/5的人每周至少大量饮酒一次。这种"豪饮"在全年龄段和全部欧洲国家都普遍存在。此外，据估计，在英国有38%的男性和16%的女性饮酒量高于推荐的合理限值，而3.6%的成年人则被认为饮酒成瘾。如本书前几章所述，酒精对人体各处都存在有害影响；在本章，将探讨酒精对心血管系统的复杂影响。

二、酒精与全因死亡率的关系

大量的观察性研究一致显示，饮酒量和全因死亡率之间的关系呈"J"形曲线，即不饮酒者的总死亡率高于每天饮1~2标准杯酒精的人。

由 Di Castelnuovo 等人进行的34项研究的大型荟萃分析，整合了超过100万名患者的数据，证实了酒精与总死亡率之间的"J"形关系，而这一关系在先前的多个研究中都有描述。具体地说，研究表明低水平酒精摄入（女性每日1~2标准杯，男性每日2~4标准杯）与总死亡率呈负相关，而大量饮酒与总死亡率增加相关，这是由于其与某些类型的癌症、肝硬化、胰腺炎，以及意外事故、自杀和他杀有关。

三、酒精与心血管死亡率

饮酒量和心血管预后也表现出"J"形关系（图16.1）。然而，有趣的是用心脏事件减少定义的冠状动脉疾病的减少不仅在适量饮酒者中可见，还出现在大量饮酒者中。然而，大量饮酒后脑卒中的发病率和死亡率（特别是出血性脑卒中）大幅增加，这解释了饮酒量增加与心脑血管病死亡率急剧上升的关系。大量饮酒与高血压之间的不良关系可能是较大量饮酒与较高的出血性卒中风险相关的部分原因。

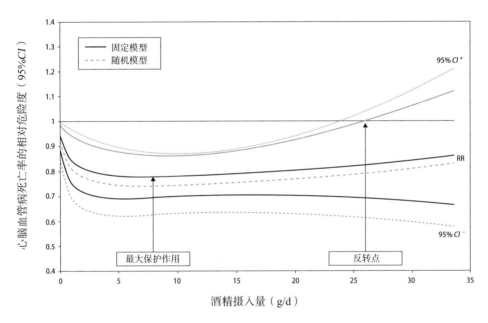

图16.1　在心血管疾病患者中，酒精摄入量与心脑血管病死亡率有关
来源：Costanzo et al.（2010）。经 Elsevier 许可转载。

适量饮酒对心血管疾病死亡率产生有益作用的确切机制是复杂的，且尚未充分阐明，但人们认为该机制包括酒精升高高密度脂蛋白（high density lipoprotein，HDL）胆固醇和组织纤溶酶原激活物的作用，以及其改善内皮素功能和减少血小板聚集、降低纤维蛋白原和脂蛋白（a）水平的作用。 值得注意的是，全人群中酒精对心血管死亡率的影响未非完全一致，对非洲裔美国人、印度人和中国人的研究发现，饮酒量与死亡率和（或）冠心病之间呈正相关。

四、冠状动脉疾病

冠状动脉疾病与饮酒量之间没有直接关系。酒精对其他既定的危险因素的影响，如高血压和脂质代谢，以及与吸烟的间接联系，可以解释动脉粥样硬化和饮酒的关联。

各种研究发现适度饮酒与冠心病风险降低有关。INTERHEART 研究表明，规律的适度饮酒（定义为每周饮酒 3 次或 3 次以上）与降低心肌梗死的风险有关。西班牙 EPIC 研究是一个大型前瞻性队列研究，研究对象为 40 000 余名受试者，中位随访期为 10 年。结果表明，在 29～69 岁的男性中，酒精摄入［适度（5～30g/d）、高度（30～60g/d）和极高（>90g/d）］与冠心病（CHD）发病率降低 30% 有关。

五、酒精与高血压

长期摄入酒精可能引起高血压。1915 年，Lian 首次报道了该关系，他对一组法国军人开展了一项研究，发现大量饮酒者的高血压发病率是适度饮酒者的 3 倍。多项流行病学研究进一步证实了这一关系，其确切机制尚未最终明确，但有人认为酒精对肾素－血管紧张素－醛固酮轴、肾上腺素能神经系统激活、心率变异性、离子通量、皮质醇分泌和胰岛素敏感性有潜在作用。

六、酒精与脂质代谢

适度饮酒与 HDL1 和 HDL2 的水平增高有关，两者都有心脏保护作用。挪威的一项研究（CONOR）在考虑到所有混杂因素后，对 HDL 的这一有益作用提出质疑，并认为血清 HDL 水平不是酒精和冠心病相关联的重要变量。

研究还显示，酒精可能对低密度脂蛋白（low density lipoprotein，LDL）有抗氧化作用。红葡萄酒中的黄酮类和酚类化合物抑制了氧化型 LDL 的产生，而氧化型 LDL 更易引起动脉粥样硬化。

七、酒精与凝血系统

改善内皮功能、降低血浆黏度、炎症和血小板聚集，可以解释酒精摄入对冠心病的益处。此外，已经证明适度饮酒（每天最多2标准杯）能降低纤维蛋白原的水平，从而降低患冠心病的风险。

八、酒精与心力衰竭

酒精是心肌病的重要病因，属于毒性致病因素。乙醇及其代谢产物的毒性作用可以通过对心脏钙离子稳态、线粒体呼吸作用、心肌蛋白和脂质的合成及信号传导的影响而影响心室功能。肌原纤维长期暴露在乙醇中会引起其退化，最终出现纤维化。过量饮酒者可通过心肌MRI监测到其心肌有炎性改变。过量饮酒也被证明可引起慢性心肌炎症。

对任何出现心力衰竭体征和症状的过量饮酒者，都应高度怀疑其患酒精性心肌病。通常，它出现在酒精摄入量超过 80～90g（8～9单位）/d，持续时间≥5年的患者中。由于女性体内脂肪比例较高，摄入等量酒精时女性的血液酒精浓度比男性高，因此女性可能比男性更早罹患酒精性心肌病。如前所述，过量饮酒与高血压有关，这是心力衰竭的一个重要原因。除心力衰竭标准治疗外，推荐戒酒。研究表明禁酒后心肌功能有所改善。

九、心律失常

酒精会影响心脏传导，无论是一次大量饮酒还是长期饮酒，都可能导致室上性心动过速，如心房颤动（atrial fibrillation，AF）和更严重的室性心律失常。哥本哈根市立心脏研究中心的研究显示，每日饮用超过5标准杯的酒精饮料会增加患AF的风险。在急诊环境中，AF常发生于酗酒后，因此人们普遍将称为"假日心脏病"。

另外，酒精滥用会导致电解质异常，进而影响心脏传导。低钙血症和低镁血症可以引起QTc间期延长（图16.2），并增加患严重心律失常的风险。继发于电解质异常的QTc间期延长也见于长期酗酒者，这使他们易患尖端扭转型室性心动过速（图16.3）。它是多态性室性心动过速的一种形式，并可能导致猝死。

过量饮酒可导致跌倒、药物治疗依从性差及包括门静脉高压出血在内的肝病，对房颤的抗凝治疗也存在潜在危险。对于有过量饮酒行为的房颤患者，需要根据具体情况决定是否进行抗凝治疗。CHADS-Vasc 评分、HAS-BLED评分等风险计算工具应该被纳入欧洲心脏病学会房颤抗凝治疗指南。如果存在抗凝治疗的有力指征，则应首选华法林，因为目前市场上尚无用于治疗新型口服抗凝药引起致命性出血的药物。

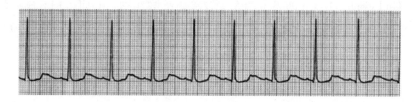

图16.2　QT 间期延长

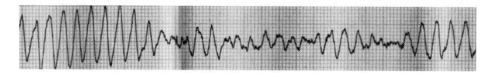

图16.3　QT 间期延长者易患尖端扭转型室性心动过速

十、酒精在心血管内科治疗中的作用

英国皇家布朗普顿医院的 Ulrich Sigwart 于1994年首次实施室间隔酒精消融术（又称为 Sigwart 术），从那时起该手术常用于药物难以治疗的肥厚型心肌病的处理（图16.4）。仔细挑选室间隔的某一部位进行治疗性栓塞，可以减少流出道梗阻的发生。手术常采用冠状动脉成形术，首先找到供应部分室间隔的左前降支室间隔分支，然后注入 2mL 纯酒精，从而引起治疗性心肌梗死。手术会导致室间隔部分萎缩。

丹麦的一项观察性研究发现，室间隔酒精消融术能改善患者的生存状

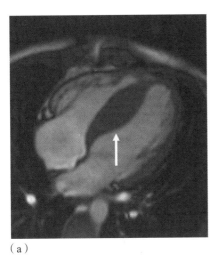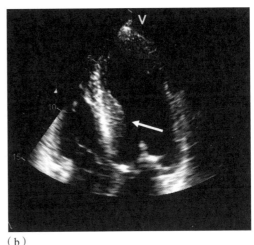

（a）　　　　　　　　　　　　　（b）

图16.4　四室 MRI（a）和四室二维（2D）超声心动图（b）显示房室间隔增厚

来源：ten Berg et al.（2010）。经 BMJ Publishing Group Ltd. 许可转载。

况并减轻症状。非持续性室性心动过速的患病率和心脏猝死的发病率也随之下降。

对室性心律失常行酒精消融术也已在一些文献中被报道，且该技术已成功地应用于药物和导管消融难以治疗的心律失常（图16.5）。

十一、酒精饮料种类的影响

Rimm 等人系统地回顾了生态学研究、病例对照研究和前瞻性研究，以了解不同酒类的个体效应。生态学研究表明，与烈性酒相比，啤酒、葡萄酒可降低死亡率，前瞻性队列研究也发现了啤酒和烈酒对患者产生有利影响的证据。病例对照研究未显示某一种酒类优于其他酒类。总体来说，数据表明酒精饮料中的酒精成分对机体有一些有益健康的影响。

十二、饮酒与与膳食

通过对肾脏的影响，酒精可增加镁和钙从尿液中的排泄。研究者还发现，有害、危险的饮酒者存在饮食不均衡的问题，因此患有不同程度的营养不良。

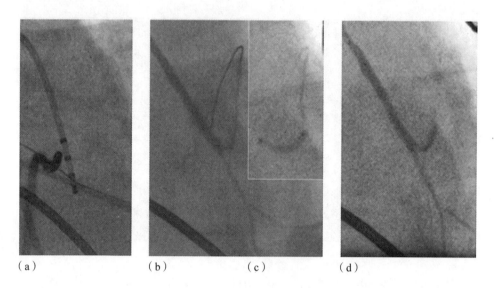

图16.5 （a）透视图像［左前斜位（LAO）30投影］显示导管在右心室夹带起搏部位。（b）透视图像［后前位（PA）投影］显示 BMW 导丝定位在左前降支（LAD）的室间隔中部目标分支上。通过 LAD 隐静脉移植进行逆行。（c）气球充气后对比剂注射到目标血管中的荧光透视图像（PA 投影）。（d）酒精给药后封堵的目标血管的透视图像（PA 投影）
来源：Dr Tom Johnson。

如本章前文所述，电解质、B 族维生素和微量元素（如硒）的缺乏可能会影响心脏的功能和传导。值得注意的是，20世纪60年代，在魁北克省，氯化钴的添加改善了啤酒的发泡质量，在慢性重度饮酒者中引起了心力衰竭的局部流行。

十三、结论

饮酒与心血管健康之间存在复杂的关系，对心血管健康正面和负面的影响取决于酒精的摄入水平。在缺乏可靠大型随机对照试验的情况下，不能因酒精对心血管的益处而推荐常规饮酒；同样，除了针对酒精相关性心血管疾病以外，也不能过度宣传禁酒的益处。

延伸阅读

［1］　Arriola L, Martinez−Camblor P, Larrañaga N, Basterretxea M, Amiano P, Moreno−Iribas C, et al.Epic study – epidemiology: alcohol intake and the risk of coronary heart disease in the Spanish EPIC cohort study. *Heart* 2010;96(2):124–30.

［2］　ten Berg J, Steggerda RC, Siebelink H−MJ.The patient with hypertrophic cardiomyopathy. *BMJ Heart* 2010;96:1764–72. doi:10.1136/hrt.2009.190124.

［3］　Bonow RO, Mann DL, Zipes DP, Libby P. Braunwald's heart disease: a textbook of cardiovascular medicine, 9th edn. London: Saunders, 2012.

［4］　Camm AJ, Lüscher TF, Serruys PW. ESC textbook of cardiovascular medicine. Malden, MA:European Society of Cardiology, 2006.

［5］　Costanzo S, Di Castelnuovo A, Donati M, Iacoviello L, degaetanog. Alcohol consumption and mortality in patients with cardiovascular disease: a meta−analysis. *Journal of the American College of Cardiology* 2010;55(13):1339–47. doi:10.1016/j.jacc.2010.01.006.

［6］　Di Castelnuovo A, Costanzo S, Bagnardi V, Donati MB, Iacoviello L, degaetanog. Alcohol dosing and total mortality in men and women: an updated meta−analysis of 34 prospective studies.*Archives of Internal Medicine* 2006;166(22):2437.

［7］　Movva R, Figueredo VM. Alcohol and the heart: to abstain or not to abstain? *Cardiology Faculty Papers* 2013;164:267–76. http://jdc.jefferson.edu/cardio−logyfp/28 (accessed 18 September 2014).

［8］　Rimm EB, Klatsky A, grobbee D, Stampfer MJ.Review of moderate alcohol consumption and reduced risk of coronary heart disease: is the effect due to beer, wine, or spirits. British Medical Journal 1996;312(7033):731–736.

第十七章　药物-酒精相互作用

Dan Harris

概述

1. 大多数成年人可能会在某个时间段既饮酒又服用药物。
2. 仔细记录所有患者既往和目前的饮酒史，而不仅仅是只记录酗酒的人，这有助于指导医生开具安全的处方。
3. 所有通过肝脏代谢的药物，其疗效将受到酒精促进或抑制的影响。
4. 即使在单次适度饮酒后，也会出现显著的药效学相互作用。
5. 某些人故意将酒精和非法药物混服，这使其处于巨大的身体伤害风险中。

一、引言

在英国，超过半数的成年人每周饮酒。因此，许多人不可避免地在服用处方、非处方或非法药物之前、期间或之后立即饮酒。本章介绍了酒精和药物相互作用的时间和身体部位，以及潜在不良后果。

二、处方药和非处方药

临床医师通常在开具新药或调整现用药时记录用药史，以防止那些可预见的相互作用发生。酒精也应该被认为是一种药物，但开具处方者除了在已知患者慢性酒精成瘾外，往往不考虑患者的饮酒史。而且，可能无法预测开具的药物与许多患者在治疗期间饮用的适量酒精之间的相互作用。

酒精改变药物效果通常分为药代动力学和药效动力学，其结果可以是相加、协同或拮抗的，反之亦然。药代动力学涉及药物的吸收、分布、代谢和排泄（机体对药物的作用），而药效动力学涉及药物的生理效应和作用机制（药物对身体的作用）（图17.1）。

（一）药代动力学因素

大多数药物的相互作用与酒精引起的肝脏酶功能变化有关，主要是和与药物代谢密切相关的细胞色素 P450（Cytochrome P450，CP450）类有关。因为药物作用的减弱或增强受以下因素影响，所以预测药物和酒精相互作用的结果变得更加复杂：

·患者是适度饮酒还是大量饮酒。

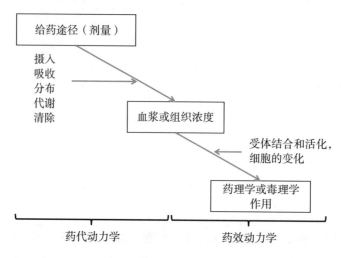

图17.1　药代动力学和药效动力学

· 患者肝功能是否受损。

· 服用药物时，患者处于醉酒状态还是清醒状态（表17.1）。

表17.1　药物 – 酒精相互作用的可能结果

饮酒类型	肝脏损伤	用药期间饮酒	底物浓度
适度	无	无	正常
适度	无	是	增加
大量	无	无	减少
大量	无	是	增加
大量	是	无	增加
大量	是	是	增加

　　那么我们还必须考虑原始药物产生的代谢物是有活性的、无活性的，有毒的还是安全的。

　　既服药又适度饮酒时，药物和酒精由 CP450 肝基础代谢的同时，也存在对正常数量酶的竞争。药物代谢减少可导致剩余活性底物的浓度高于预期，这可能会增加抗高血压药物的降血压作用、三环类抗抑郁药的心血管不良反应或华法林的抗凝作用。

肝功能无损伤者长期大量酒精，其CP450活性有所增强，因此药物相互作用将遵循"酶诱导"——一种增强的代谢途径（图17.2），在患者服用药物时，这将受患者是否醉酒的进一步影响。

清醒的CP450活性增强患者酶介导的代谢显著增加，从而降低底物浓度、降低药物的临床疗效。然而，如果患者同时饮酒，则药物必须与被摄入的酒精竞争CP450，从而引起底物代谢减少，导致药物临床效果增强的相反结果。

伴有肝功能减退的酒精性肝硬化患者有相反的剂量问题。这些患者的酶产量降低，因此降低了底物代谢能力，从而引起药物浓度的增加和药物作用的增强。

必须进一步注意药物，如对乙酰氨基酚与CP450相关的代谢产物（ $N-$ 乙酰 $-p-$ 苯醌亚胺）有肝毒性。酶诱导的酒精依赖患者更容易因增加的CP450和减少的结合谷胱甘肽产生处方剂量的不良反应（图17.3）。

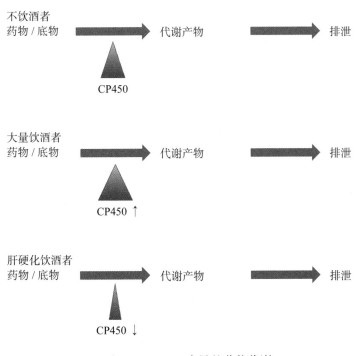

图17.2 CP450介导的药物代谢

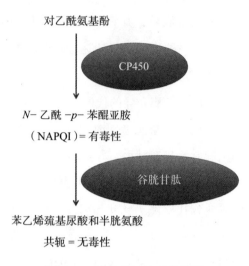

对乙酰氨基酚

CP450

N- 乙酰 -p- 苯醌亚胺

（NAPQI）= 有毒性

谷胱甘肽

苯乙烯巯基尿酸和半胱氨酸

共轭 = 无毒性

图17.3　对乙酰氨基酚的代谢

　　如果"意识混乱"或重度饮酒者有对乙酰氨基酚使用过量的情况，通常无法准确估算其服用的时间和用量。这降低了对乙酰氨基酚诺谟图等工具及生理状态、酸－碱平衡等因素的效用；而肾功能、肝功能、凝血功能应与血浆对乙酰氨基酚的浓度一起检测。如果这些指标被单独观察，不能作为开始治疗的有效指征。

　　潜在的日常变化增加了酒精依赖患者基本药物依从性问题，使药物剂量比大多数人认为的更复杂。

（二）药效动力学因素

　　一些药物的相互作用在药物早期摄入阶段就引起了临床问题。酒精对胃部具有刺激性作用，因此如果同时服用泼尼松或 NSAIDs 等药物，会加重药物损伤效应。这一不良后果在肝硬化患者最为明显，其紊乱的凝血功能会使任何原因引起的胃肠道出血情况都更为严重。

　　大多数药效相互作用发生在中枢神经系统。酒精可以通过共同受体激动作用，协同提高多种药物的镇静作用，包括苯二氮䓬类、阿片类和某些三环类抗抑郁药。在间歇性酒精使用期间甚至单次饮酒时，这种机制使药效动力学相互作用比药代动力学相互作用更易发生（图17.4）。

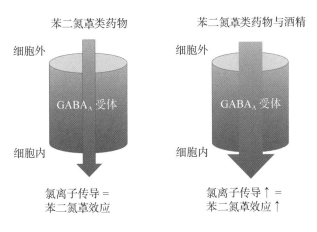

图17.4　苯二氮䓬类药物与酒精的相互作用
GABA$_A$：γ－氨基丁酸 A 型。

某些药物相互作用会通过增加小肠的吸收量升高血液中的酒精水平。增加胃排空速率的药物，如甲氧氯普胺、红霉素和 H$_2$ 受体拮抗药，可降低胃乙醇脱氢酶代谢消除酒精的百分比。患者可能会比预期更易喝醉，并伴有某些风险和认知改变（表17.2）。

表 17.2　酒精与常用药物之间可能的相互作用

药物类别	包括的药物	可能的影响
抑酸物	H$_2$ 受体拮抗药	血液酒精水平升高
镇痛药	阿片类药物	镇静作用增强
	NSAIDs	胃肠道刺激作用增强
抗生素	红霉素	血液酒精水平升高
	甲硝唑	乙醛累积导致的面部潮红、呕吐
抗凝药	华法林	短期饮酒时作用减弱
		长期饮酒时作用增强
抗惊厥药	苯妥英	作用减弱
	卡马西平	中枢神经系统效应增强
抗抑郁药	三环类抗抑郁药	血浆水平增高，镇静作用增强
	单胺氧化酶抑制药	酪胺反应（严重高血压）
抗糖尿病药	二甲双胍	乳酸酸中毒的风险增高

（续表）

药物类别	包括的药物	可能的影响
抗组胺药	氯苯那敏	镇静作用增强
抗高血压药物	ACE 抑制剂	降压效果增强
	β 受体拮抗药	降压效果增强
	钙离子通道阻滞药	降血压作用增强，血液酒精含量增加
	血管紧张素 II 受体拮	（仅维拉帕米）
	抗药	降压效果增强
苯二氮䓬类药	所有	镇静作用急剧增强
		长期饮酒时耐受
肌肉松弛药	巴氯芬	头晕、易怒、意识模糊

注：ACE，血管紧张素转换酶；H_2 拮抗剂，组胺 H_2 受体拮抗剂；NSAIDs。

三、非法药物

非法药物的使用在英国仍然很常见，2011 年 NHS 信息中心出版的药物使用情况显示，2010 年 8.8% 的英国成年人使用非法药物，其中一半以上的人同时使用多种非法药物。英国内政部的研究还发现，饮酒者使用非法药物的可能性是非饮酒者的 3 ~ 6 倍；每月前往夜总会不少于 4 次的人使用非法药物的可能性增至 14 倍。

随着二亚甲基双氧苯丙胺（MDMA）、合成卡西酮和苄基哌嗪的普及，以及可卡因、氯胺酮和安非他明等药物的再现，可用药物的范围在不断扩大（图 17.5）。对于大多数非法药物而言，药物与酒精的联合使用会产生简单的叠加效应，认知障碍有关的自然风险也随之提高。然而，同时使用酒精和某些特定的非法化合物可产生独特的代谢物或改变药物效应预期的代谢产物。虽然许多吸毒者可能认为这些增加是有益的，但是酒精和药物的组合可能会使药物剂量难以预测，更有可能发生严重的急性中毒。

可卡因在英国的流行率稳步攀升，从 1996 年 16 ~ 59 岁人群的 0.6% 升至 2010 年的 2.5%，在 16 ~ 24 岁人群上升至 11.6%，使可卡因成为继大麻之后第二大最常使用的非法药物（16 ~ 59 岁人群中有 7%）。2010 年 MI×Mag 关于俱乐部使用药物的调查发现，超过 60% 使用可卡因的人同时饮酒。

可卡乙碱是一种独特的化合物，与酒精和可卡因一起使用会让使用者感到欣快，产生的效果要比使用可卡因更持久。血液中可卡因含量增加30%与神经和心脏紧急情况的发生率显著升高有关，包括心肌缺血和梗死、心律失常和颅内出血。

除了与可卡因和酒精使用相关的直接身体和心理风险之外，使用可卡因的兴奋效应同样降低了使用者对酒精中毒的感知，并让使用者

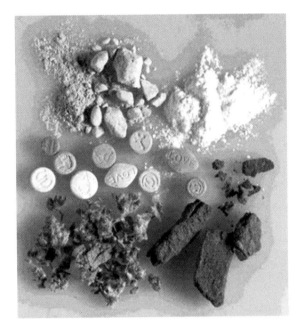

图17.5　可以以添加剂或协同方式与酒精相互作用的非法药物

摄入更多的酒精。随之会出现酒精相关性去抑制作用，与可卡因引起的增强的自信心共同作用，导致使用者做出冲动和暴力行为的风险远远高于那些单用二者之一的人。

γ－羟基丁酸（GHB）是一种致欣快的精神兴奋药，低剂量 GHB 的作用与酒精类似，产生社交去抑制化、情绪高涨和欣快感。高剂量的 GHB 会使使用者的音乐鉴赏能力和快感增加，这使 GHB 成为流行的"助舞药物"。然而，过量可引起呕吐、中枢神经系统和呼吸抑制、窒息和癫痫发作。产生欣快状态的剂量与过量剂量之间的差距可能仅为1g。

虽然确切机制不明，但已知酒精具有协同作用，使饮酒者无意间发生饮用过量的可能性更高，而且由于醉酒影响，饮酒者服用 GHB 的剂量也欠精确。

1-4-丁二醇（1-4-B）是一类越来越容易获得且越来越流行的 GHB 前体药物。1-4-B 代谢成为有活性的 GHB 形式赖于乙醇脱氢酶。服药同时饮酒

导致酒精对乙醇脱氢酶的竞争性抑制作用，这可能使未代谢的1-4-B产生致命累积。当服用者停止饮酒时，这些累积的1-4-B被激活，使严重的GHB中毒延迟发生。在一些病例记录中，GHB中毒甚至是致命的（图17.6）。

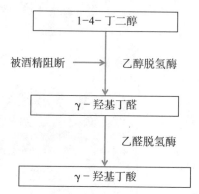

1-4-丁二醇积累的结果：代谢延迟引起血清GHB水平升高，以及相关的严重中毒

图17.6　1-4-丁二醇的代谢

大麻仍是英国使用最广泛的非法药物。同时使用酒精和大麻的情况很普遍，尽管吸食极大量大麻的人少见。这是因为酒精可显著增加大麻的精神活性成分——四氢大麻酚的吸收率，使大麻产生更强、更迅速的作用，恶心、呕吐、体位性低血压、焦虑、偏执和急性精神病的发生率大幅增加。

四、结论

统计学显示，与禁酒相比，多数英国成年人在药物治疗期间饮酒的可能性更高。因此，即使适量饮酒者也有必要被警告药物和酒精可能发生的重大的相互作用，以便在治疗期间改变饮酒行为。对于那些极有可能在药物治疗期间饮酒的患者，我们需要提高警惕，确保患者在最小的不良反应下达到治疗效果。

致谢

感谢 Robin Touquet 教授对编写本章内容提供的支持和建议。

延伸阅读

［1］ Baxter K, Preston C. *Stockley's drug interactions*, 10th edn. London: Pharmaceutical Press, 2013.

［2］ Blumenthal DK, Garrison JC. Pharmacodynamics: molecular mechanisms of drug action. In: Brunton L, Chabner B, Knollman B, eds. *Goodman &gilman's the pharmacological basis of therapeutics*, 12th edn. New York: McGraw－Hill, 2011:41–72.

［3］ Buxton ILO, Benet LZ. Pharmacokinetics: the dynamics of drug absorption, distribution, metabolism, and elimination. In: Brunton L, Chabner B, Knollman B, eds. *Goodman &gilman's the pharmacological basis of therapeutics*, 12th edn. New York: McGraw－Hill, 2011:17–40.

［4］ Hansten P, Horn J. *Drug interactions, analysis and management 2011*. St. Louis: Wolters Klewer Health, 2011.

［5］ Nutt D, King L, Phillips L. Drug harms in the UK: a multicriteria decision analysis. *The Lancet* 2010;376(9752):1558–65.

［6］ Weathermon R, Crabb D. Alcohol and medication interactions.*Alcohol Research & Health* 1999;23(1):40–54.

第十八章　急性无计划酒精戒断的管理

Adrian Brown 和 Anne McCune

概述

1. 越来越多的饮酒依赖者出现在医院急诊服务中，但医生、护士和相关的医疗专业人员往往对酒精依赖的识别和处理缺乏经验。

2. 所有接受医院急诊服务的患者都必须提供真实的饮酒史。

3. 约40% 的饮酒者一旦停止饮酒就会产生不适。震颤谵妄（delirium tremens，DTs）是急性酒精戒断的一种严重表现，如果不经治疗，患者死亡率相当高。

4. 在可能的情况下，应使用氯氮䓬等苯二氮䓬类药物治疗戒断症状，并在医院采用症状触发方案。临床机构酒精戒断评估量表（修订版或删减版）（CIWA-AR 或 CIWA-AD）等工具应作为临床判断的辅助手段。

5. 酒精护理专家在评估、管理和支持患者的急性酒精戒断服务方面发挥核心作用。

一、引言

在英国，酒精依赖者急剧增加（6%的男性和2%的女性），他们常因为酒精依赖的直接后果，即酒精引起的跌倒、人身伤害、肝病等，或完全与酒精无关的疾病到医院就诊。

在社区里，意识到自己正表现出酒精戒断征象的个体可能会变得焦虑或易激惹，并且无所适从。有些人会求助于他们的全科医生，而另一些则会到当地的急诊科（ED）寻求帮助。严重的戒断状态出现之前，有机会用药物或像许多依赖性饮酒者所做的那样，通过再次饮酒来控制症状。后者会延长成瘾的时间，但它可能是预防医疗紧急情况如癫痫发作或震颤性谵妄（DTs）一种重要的临时举措，并为酒精服务专家进行有计划的评估提供时间。医生可能会对此感到不安——建议患者重新饮酒以预防症状，但在短期内，这可能是患者被安排选择性戒酒前，风险最小的选择。

最后，临床医生可能在患者的饮酒情况被证实存在问题之前，就决定将他或她收治入院。戒断的征象和症状可以在停止饮酒后几小时甚至几天内出现，但如果不保持警惕，可能进展至戒断晚期状态才被发现。可悲的是，许多医生、护士和相关专业人员在他们工作的医疗环境中，对酒精依赖的识别和处理缺乏足够的经验。

戒断的体征

所有医护专业人员都应掌握酒精戒断症状和体征的详细知识，这一点至关重要。停止饮酒后戒断症状的发作时间是不同的，有些人早在末次饮酒后的 6 ~ 8 小时就出现不适症状。所幸 DTs 是罕见的，但死亡率相当高（表18.1）。大多数 DTs 发作是可避免的，特别是在戒断处理中，患者应由专业人员即时处理。有一名经验丰富的顾问带领，一名或多名酒精护理专业人员支持的多学科团队或"酒精护理团队"是至关重要的。

表 18.1　典型的戒断症状及其发作

类型	表现
轻度依赖	癫痫发作不常见，但如果饮酒量急剧减少，则可能在停止饮酒前出现
	轻微的戒断症状可以出现在末次饮酒后的 8 小时内，但通常出现在 12 ~ 24 小时内
	症状和体征包括细微震颤、出汗、焦虑、多动、高血压、心动过速、轻度发热、厌食、恶心、干呕、睡眠障碍
	戒断症状一般在 24 小时达到高峰，并在 36 小时消退
中度依赖	同上，癫痫可能在初始 24 ~ 48 小时内发作
	症状和体征同上，还有粗大震颤、颤抖、易激惹、意识模糊、过度通气、脱水、定向障碍、妄想。通常在第 5 天前消除
	幻视和幻听不常见，但可能在任何时期出现，通常在此阶段达到高峰，但在少部分患者长期存在
重度依赖	同上，但症状更严重、持续时间更长。通常在 7 天内消除，但也可能更长久
	存在重度依赖的患者发生 DTs 的风险特别高。通常在 48 小时左右发作，一般为严重易激惹及焦虑、意识模糊、定向不能、妄想、发热，以及严重的幻视、特殊的触觉——"爬虫感"。严重的循环衰竭，甚至可能出现死亡

二、饮酒依赖者的筛查与评估

所有急性住院的患者都应进行酒精滥用筛查［英国国家患者转归和死亡机密调查（NCEPOD），（NICE）］，而且必须采集与患者的表现一致的饮酒史。急诊医生和护理人员都需要具备识别饮酒依赖者的培训和技能。饮酒史至少应表明患者每周摄入的酒精单位数量、饮酒方式、最近的饮酒行为、末次饮酒时间（对戒断的风险评估至关重要）及依赖性指标（表18.2）。

表 18.2　简要饮酒史的构成

- 每日和（或）每周饮酒的单位数
- 饮酒方式——每天持续与偶然豪饮
- 过去一周和 6 个月内的饮酒模式
- 末次饮酒时间
- 既往戒断综合征的病史，如震颤、出汗、焦虑、幻觉、恶心或呕吐、失眠或既往 DTs（表 18.1）
- 提示依赖的症状和（或）行为：渴望或冲动性饮酒；优先于其他追求或社会活动；晨起饮酒以缓解或避免戒断症状

有许多工具可以筛查酒精滥用和依赖，其中包括 AUDIT、AUDIT-C、FAST、PAT 和 SADQ（第六章）。如果患者的病史显示其饮酒过量，则必须对戒酒进行风险评估——让患者在平静的环境中安全地戒酒，缓解其不适症状，同时避免发生暴力事件，并尽量减少对其他患者和工作人员造成的危险。建议使用一种工具，如临床机构酒精戒断评估量表，修订版（CIWA-AR）或删减版（CIWA-AD）（图18.1及下文）。酒精护理专家（ANS）对酒精依赖患者的进一步评估起重要作用。戒断工具的使用通常融入在 ANS 的临床实践中，且 ANS 可以为患者和病房中的临床团队提供宝贵的支持。ANS 能定期进行复查，进行更全面的评估，并酌情规划患者的进一步随访和转诊。急性信托机构应提供7天的 ANS 服务，这是多学科"酒精护理团队"的一部分。

及早识别酒精依赖是急诊和计划入院的共同重要部分。并非所有到急诊部门就诊的患者都需要住院治疗。

以下标准（NICE CG100）可以决定有酒精戒断症状的患者是否需要住院：

- 如果患者发展为酒精戒断癫痫或震颤谵妄的风险较高，则应向患者提供住院治疗。

- 对某些易受伤害的人群考虑降低住院门槛——例如，那些虚弱、有认知障碍或多种并发症、缺乏社会支持、存在学习困难或十六七岁的青少年。

恶心和呕吐

0- 无恶心呕吐

1

2

3

4- 间歇性恶心伴干呕

5

6

7- 持续性恶心，频繁干呕

阵发性出汗

0- 无可见的出汗

1- 几乎察觉不到出汗，手掌潮湿

2

3

4- 额头上明显可见汗珠

5

6

7- 大汗淋漓

激惹

0- 正常活跃水平

1- 比正常活跃水平轻微增高

2

3

4- 中度烦躁不安

5

6

7- 多数面谈时来回踱步，或不断摆动

视力障碍

0- 无

1- 极轻度光敏

2- 轻度触觉异常

3- 中度光敏

4- 中重度视觉幻觉

5- 严重视觉幻觉

6- 极严重的视觉幻觉

7- 持续存在视觉幻觉

震颤

0- 无震颤

1- 不可视，但可用指尖感觉到

2

3

4- 中度，患者伸手时出现震颤

5

6

7- 严重，即使手臂不伸展也有震颤

触觉障碍

0- 无

1- 极轻度触觉异常

2- 轻度触觉异常

3- 中度触觉异常

4- 中重度幻觉

5- 重度幻觉

6- 极重度幻觉

7- 持续存在幻觉

头痛

0- 无

1- 极轻度

2- 轻度

3- 中度

4- 中重度

5- 重度

6- 非常严重

7- 极重度

听觉障碍

0- 无

1- 极轻度噪声即可致惊吓

2- 轻度噪声即可致惊吓

3- 中度噪声即可致惊吓

4- 中重度幻觉

5- 重度幻觉

6- 极重度幻觉

7- 持续存在幻觉

定向力和感觉混乱

0- 能够定向，且能做串行加法

1- 不能做串行加法

2- 日期定向力丧失不超过2天

3- 日期定向力丧失超过2天

4- 不能对地点和（或）人物定向

累计得分

累计得分	方法
0 ~ 8	不需药物治疗
9 ~ 14	可选用药物治疗
15 ~ 20	肯定需要药物治疗
>20	并发症风险增高

图18.1 临床机构酒精戒断评估量表，修订版（CIWA-AR）

来源：NCEPOD（2013）。

・对16岁以下存在急性酒精戒断的年轻人，除了提供医疗辅助戒酒外，还应收治入院，提供身体和心理评估。

三、戒断症状的评估和处理

并非所有有急性酒精戒断症状风险的患者都需要药物治疗。然而，在预测严重的戒断症状时监测体征和症状是十分重要的，应通过检测来预测严重的戒断症状。改善戒断症状并预防癫痫发作的最佳药物是苯二氮草类药物（通常选用氯氮草），其次是地西泮。在急性临床环境中应采用症状触发方案（见下文），并根据患者的年龄、并发症（如肝硬化）和依赖的严重程度或戒断症状进行个体化治疗。

（一）症状触发方案

在症状触发方案（symptom-triggered withdrawal，STW）中，通常使用一种工具（如 CIWA-AR，图18.1）监测患者戒断反应的体征和症状，根据计算量表评分确定药物治疗剂量。

虽然这种方案需要对护士进行培训（通常在1～4小时内根据症状的严重程度完成评分），根据 CIWA-AR 评分，患者可以从定期的戒断症状和生命体征的评估中获益——这通常缺乏固定的剂量方案，护理人员通常在未正式评估戒断症状的情况下进行药物治疗（见下文），STW 方案在较短的时间内需要较少的药物治疗。有1/3采用这种治疗方案管理的患者完全不需要任何药物治疗，因此他们能较早出院，并及早参与社区酒精服务。每家医院都应该有书面的酒精戒断操作规程，包括针对年轻、老年和肝硬化患者的处方指南。聘用通过培训的员工，经 ANS 支持，并使用阶段工具可尽可能地确保患者的安全管理，消除镇静过度的风险。

STW 的主要优点是提高戒断反应严重度的评分，提示临床工作人员改变给药方案（类似于胰岛素"滑动量表"的方式），从而避免出现不断增加的激惹、混乱、阵发震颤和（或）DTs。有时患者需要高于英国国家处方药剂量的氯氮草（>200mg/d），这些患者应由一名资深临床医师进行管理，至少每小时测量一次生命体征，有时还需要重症监护。其他药物如氟哌啶醇、奥氮平或利培酮也可被用于谵妄的患者。医院酒精戒断协议还应包括关于酒精戒断与DTs 的管理建议。

DTs 和癫痫发作的出现应该是可以预防的，特别是在全面的筛选和评估后。在这种情况下，大多数患者药物剂量不足。如果癫痫发作，应增加药物治疗剂量（如氯氮䓬），在这种情况下，短效苯二氮䓬类药物（如劳拉西泮）可能是有用的，可减少进一步发作的可能性。在酒精戒断癫痫的管理中，未证实抗惊厥药有临床疗效。

（二）其他戒断方案

前负荷方案：在治疗开始时给予单次高剂量的氯氮䓬或地西泮，以产生镇静作用，并根据需要进一步给药。

初始剂量需要根据每位患者的情况逐一选择，许多初级医生认为选择合适的初始剂量是极具挑战性的。该方案在英国未被广泛应用。

固定剂量方案：选择药物的初始剂量，然后在规定的时间段内逐渐减少用量。

固定剂量方案通常为怀疑有轻度、中度或严重依赖的患者提供两种或三种给药方案，并允许增加"所需"剂量的镇静药物——通常是氯氮䓬。因为不经常使用戒断工具，这些方案几乎不需要对护士进行特殊培训。这种方案可能不够灵活，并且多鼓励"一刀切"的方法。患者一般每6小时接受一次镇静剂，但药物作用和逐渐增量的阶段之间的症状可能迅速出现。固定方案也可能导致药物过早减少，而不考虑戒断的开始。有些还鼓励根据每日饮用酒精单位的计算开处方，然而，戒断症状的程度和严重程度有很大变化，所以这最多只能被认为是剂量的估算量。

四、韦尼克脑病的预防和管理

有危险和损伤的饮酒者有发展为韦尼克脑病（Wernicke's encephalopathy，WE）的风险，WE 是一种可以产生不可逆脑损伤（Korsakoff 综合征）的神经精神疾病，具体内容见第十四章。WE 的主要病因是维生素 B_1 的缺乏，但其他尚未明确的因素在其进展中可能也起到重要作用。

WE 有如下特征：

1. 意识模糊和定向障碍。

2. 平衡力差，共济失调。

3. 眼球震颤、眼肌麻痹。

然而经典的三联征不常见。

确定诊断可能颇具挑战，尤其是患者并发可以引起意识模糊的其他疾病时，例如酒精中毒、败血症、肝性脑病等。高度怀疑 WE 的可能性是必不可少的，而且一旦怀疑，就应当静脉注射维生素 B_1（见下文）。

WE 疑似患者一经入院，应当立即接受静脉途径补充大剂量维生素 B_1。Pabrinex® 在英国获得许可，含有抗坏血酸、烟酰胺和其他 B 族维生素，在 30 分钟内施用以最大程度地减少过敏反应的发生风险［肌内注射（IM）可用于因过于激惹或意识错乱而无法持续静脉输注（Ⅳ）的患者，但在肝硬化和凝血障碍患者中应避免］。

患者应接受两对安瓿 Pabrinex® 静脉滴注，一日 3 次，持续 5 天或直到症状完全缓解（NICE CG100），这应该在药物图表上明确规定为"一日 3 次，2 对 Pabrinex®"，或"2×（小瓶Ⅰ＋小瓶Ⅱ）Pabrinex®，一日 3 次"。口服维生素 B_1 应遵循静脉内给药剂量（至少 100mg，一日 3 次）——治疗的最佳疗程未知，但建议最少为 1 个月。应注意如果患者恢复饮酒，身体对药物的吸收会减少。

问题饮酒者在入院期间也可能面临 WE 进展的风险，即使他们入院时尚无明显的症状或体征。高危人群应预防性应用维生素 B_1（表 18.3）。

五、酒精护理专家（ANS）在急性酒精戒断治疗中的作用

ANS（图 18.2）是经验丰富、侧重护理的临床医师，他们十分熟悉临床医疗保健。提供高质量的干预措施非常重要，可以增强护理的一致性——向医

表 18.3 Wernicke 脑病的预防（根据 NICE CG100 指南）

- 受损或依赖性饮酒者预防性口服维生素 B_1（例如，维生素 B_1 至少 100mg，一日 3 次）
  —如果他们营养不良或有营养不良的风险
  —如果他们患失代偿期肝病
  —如果他们处于急性戒断状态
  —在有计划的医疗辅助酒精戒断之前和期间

- 受损或依赖性饮酒者预防性肠外应用维生素 B_1 [每日静脉注射 1 组（瓶 I 和瓶 II）]，随后口服维生素 B_1（如维生素 B_1 至少 100mg，一日 3 次）
  —如果他们营养不良或有营养不良的风险
  —如果他们患失代偿期肝病

此外
  —在急诊就诊
  —因急性疾病或创伤被收治入院

疗和护理同事提供有关复杂需求（包括精神健康评估）的建议。ANS 通常有更多的时间来监测患者的戒断症状，并且能更积极地给予患者戒酒支持。除了对患者的直接评估和护理计划外，ANS 还能在应急环境下向多学科群体提供教学和培训（如预防和识别戒断综合征、戒酒计划的监测和建议、过度饮酒影响身体健康的相关教育）。ANS 为酒精依赖患者提供了重要的宣传，为医护

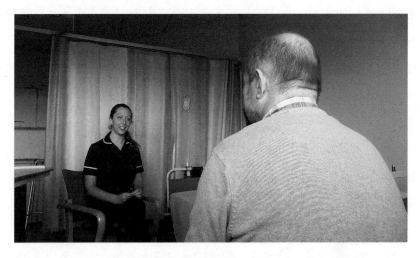

图18.2 酒精护理专家是经验丰富、侧重护理的临床医师
来源：Adrian Brown 拍摄。

工作人员提供有用的反馈信息，从而保证了高质量的服务。他们的知识是一种资源，可以鼓励同事克服专业领域内的困难，并为酒精问题患者提供更好的护理。

延伸阅读

［1］ BSG/BASL/AHA (lead author: Moriarty KJ).*Alcohol related disease: meeting the challenge of improved quality of care and better use of resources* (A Joint Position Paper). 2010. www.bsg.org.uk (accessed 18 September 2014).

［2］ Glover L, Collins P, gordon F, Holliwell K, Hunt V, Portal J, et al. Symptom triggered pharmacotherapy for acute unplanned alcohol withdrawal can be both clinically and cost - effective in a hospital setting: experience from a specialist hepatology unit. Gut 2011;60(Suppl 1):A48.

［3］ National Confidential Enquiry into Patient Outcome and Death (NCEPOD). *Measuring the units.A review of patients who died with alcohol-related liver disease.* 2013. www. ncepod.org.uk (accessed 18 September 2014).

［4］ National Institute of Health and Care Excellence.*Alcohol-use disorders: diagnosis and clinical management of alcohol-related physical complications* (NICEguidelines CG100). 2010. http://guidance.nice.org.uk/CG100 (accessed 18 September 2014).

［5］ National Institute of Health and Care Excellence. Alcohol - use disorders:diagnosis, assessment and management of harmful drinking and alcohol dependence (NICEguidelines CG115). 2011. http://guidance.nice.org.uk/CG115 (accessed 18 September 2014).

第十九章　地区综合医院中酒精护理团队的作用

概述

各地区综合医院都应建立以下各项制度：

1. 由会诊医生领导的酒精护理团队，与主要利益相关者和患者合作。
2. 急诊与急症医疗单位中的协调政策。
3. 7 天酒精专业护理服务。
4. 对联络精神病学和成瘾精神病学的投入。
5. 酒精外联服务团队。
6. 以患者为中心的协作性、多学科、及时、反馈性护理。
7. 初级和二级护理的综合治疗途径。
8. 培训、教育、审查和研究。

一、引言

酒精滥用、酗酒和酒精相关性肝病（ALD）是重要的公共卫生问题。1970—2006年，与肝脏相关的死亡增加了500%，主要病因是饮酒。然而，大多数常见疾病的死亡率出现下降（图19.1，彩图见书末）。胃肠病学专家和肝病专家目前重点关注终末期ALD的青少年。

在英国，酒精相关性伤害每年为NHS带来的费用支出是35亿英镑左右，其中78%由医院承担，仅住院费用就占了45%。如果循证且综合的一级和二级护理能在最适宜的环境中开展，那么针对饮酒的卫生服务可以成为成本效益最高、最人性化的服务。

二、未来以医院为基础的饮酒卫生服务

2010年，英国胃肠学会、英国酒精健康联盟和英国肝脏研究协会发表了一篇文章，为服务于250 000人的典型的英国地方综合医院详细介绍了11项关键建议（框19.1）。如果实施这些建议，将提高护理质量和效率，降低死亡率，减少与酒精有关的住院和再次住院。该文为实施这些建议所需的有效政策和劳动力扩充提供了证据基础。

三、酒精护理团队

首要建议是需要一个多学科、由会诊医生领导的酒精护理小组（alcohol care team，ACT）。NHS的证据，NICE对质量、创新、生产力和预防案例的研究，对

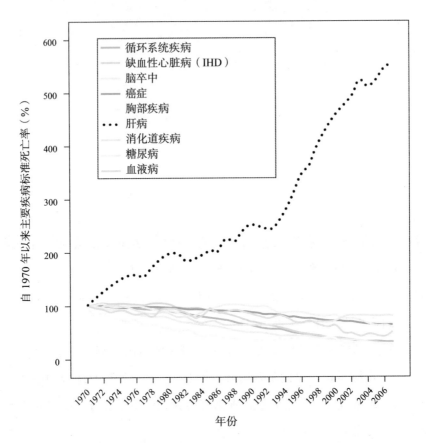

图例：
- 循环系统疾病
- 缺血性心脏病（IHD）
- 脑卒中
- 癌症
- 胸部疾病
- 肝病
- 消化道疾病
- 糖尿病
- 血液病

纵轴：自 1970 年以来主要疾病标准死亡率（%）
横轴：年份

图 19.1　自 1970 年以来英国主要疾病标准死亡率的变化趋势。数据来自世界卫生组织全民健康数据库。1970 年死亡率标准化为 100%。由 Nick Sheron 博士提供
来源：Moriarty et al.（2010）。经 British Society of Gastroenterology 许可转载。

其变化、质量、救助的证据评分很高，这增强了 ACTs 的证据基础（图 19.2）。

　　皇家博尔顿医院 ACT 由四名胃肠病专业会诊医生、一名联络精神病学专家、若干酒精护理专家（alcohol specialist nurses，ASNs）和相关医护专业人员组成，其中包括一名专职社会工作者。会诊医生们在住院护理上花费整整 2 周的时间，每日进行查房和多学科小组会议，并参加所有急性胃肠病患者的入院和病房会诊。因此，住院时间由 11.5 天缩短到 8.9 天，住院死亡率从 11.2% 下降到 6.0%，出院增加了 37%。

> **框19.1 以医院为基础的酒精护理关键建议**
>
> 一家服务于 250 000 人的典型英国地方综合医院应当具备:
>
> 1. 一个多学科"酒精护理团队",由一名会诊医生领导,开专业会议,并与公共卫生、初级保健基金会、患者群体和主要利益相关者合作,共同开展和执行区域酒精战略。
> 2. 急诊部门和急症医疗单位发现和处理酒精滥用的协调政策,能在确诊的24小时内为患者提供简短干预和适当服务。
> 3. 7天酒精专科护理服务和由每个临床领域内的一名医护专业领头人组成的酒精相关工作者网络。
> 4. 从事酒精成瘾管理的联络人和精神科医生,负责筛查抑郁及其他精神性疾病,通过加入"酒精护理团队"提供综合的医院急诊服务。
> 5. 成立医院领导的多机构酒精外联服务团队,包括急诊医师、急症医师、精神科医师、酒精专科护士、药物与酒精反应组员、医院/社区经理和初级保健基金会酒精专员,并与地方政府、社会服务和第三方机构及慈善团体相联系。
> 6. 多学科、以人为本的护理,对患者及其家属的需要和意见给予全面、及时、非评判、反馈性的回应。
> 7. 逐渐转向初级医疗的、整合初级和二级医疗的酒精治疗路径。
> 8. 提供充足的胃肠病专业和肝病专业会诊医生,从而为酒精相关性肝病患者提供专业护理。
> 9. 国家指标和质量指标,包括与酒精有关的入院、再次入院和死亡,并按照相关指标审核医院。
> 10. 应当为酒精专科护士,胃肠病学、肝病、急症医学、急救和精神病医学的受训人员提供酒精和成瘾的综合模块化培训。
> 11. 有针对性地为酒精滥用患者的发现、预防、治疗策略和预后的研究提供资金。
>
> 来源:Moriarty et al. (2010)。

四、事故和紧急情况

伦敦的圣玛丽医院已经对员工进行了培训使他们可以为急诊患者提供简短建议(第八章)。他们设计了 Paddington 每分钟酒精测试,以识别存在酒精相关性问题的患者,并利用"可教育时机"进行教育。这使得向提供简要干预

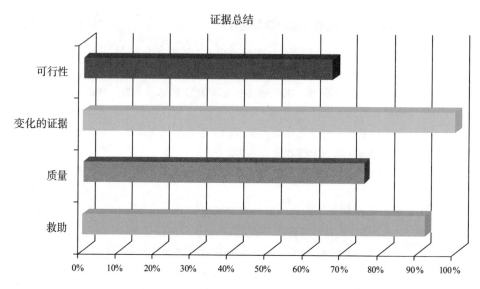

图19.2 预防酒精护理小组的 NHS 证据总结
来源：Moriarty（2014）。

的酒精健康工作者的转诊增加了10倍，并使饮酒量减少43%。每干预两例患者可使来年复诊减少一例。如果能预约在当天，有2/3的患者会来就诊；但如果推迟48小时，则只有28%的患者会来就诊。

五、酒精专科护士

在诺丁汉实施的 ASN 服务减少了66% 的酒精中毒入院和75% 的临床事件，使 γ－谷氨酰转肽酶（γ-GT）水平降低了50%，肝硬化患者床位入住率降低了50%。

博尔顿医院的两名 ASN 为患者提供全面评估、住院护理计划或社区酒精团队的快速门诊预约，每年为基金会节约1000张床位，相当于仅在减少酒精中毒入院方面就节省了25万英镑。这为建立7天 ASN 服务，进而在周末高峰期快速评估患者提供了证据基础。

ASNs 已经培训了50名基金会酒精联络员和600名能够使用简化版 AUDIT C 酒精问卷并提供简短建议的工作人员。常规询问所有住院患者酒量，以便识别问题饮酒者、未确诊的 ALD 患者，并使转诊至 ASN 进行更全面评估的患者数量增加了63%。

六、精神病学服务

全部 DGHs（见第二十~第二十三章）都应当提供会诊医生领导的联络精神病学服务。精神病学专家应当与急诊科和急症医疗单位密切联系，以确保评估患者可能患有的精神疾病，尤其是抑郁和自杀倾向。这需要对急诊员工、心理健康小组、ASN 及社区酒精团队进行培训，并需要各方面的密切合作。应该建立向专攻酒精依赖的精神病学专家转诊的明确路径。

七、酒精确诊外联团队

索尔福德酒精确诊外联团队是一个多学科团队，由药学、精神病学、药物滥用、心理学、护理及社会工作专家组成。在社区环境中，酒精确诊外联团队对54名情况复杂、依从性差的"经常就诊者"实施长达6个月的个性化管理。干预后，患者入院率下降了67%，急诊就诊率下降了59%。该团队也积极协助那些在短时间内发生两次酒精相关性入院的患者，即所谓的"快速起病者"。

八、协作、多学科、以人为本的护理

协作、综合护理，特别是在胃肠病学、肝病学、精神病学、急诊、急症医学和初级护理专家间的护理至关重要（框19.2）。

九、酒精综合治疗途径

酒精综合治疗途径或成人治疗方案（ATPs）有助于推动二级护理转向社区护理，降低成本。应在初级保健中加强服务，以筛查和检测酒精滥用和酒精相关的危害，尤其是在早期筛查肝病。应该对药物和酒精滥用者开展ATPs，因为患者往往存在多种疾病问题，需要由几个专家和全科医师协同

框 19.2 协作性酒精护理

协作性护理是一种多学科团队评估、计划、实施、护理评价的方法，医护人员同患者及家属合作，并依据预计的住院时间或护理阶段制定。患者有权改变生活方式。

皇家博尔顿医院模型的关键要素

- 专注于药物与酒精滥用的消化科会诊医生和精神病学联络专家为住院患者和门诊患者提供护理。
- 精神酒精联络护士（PLN）和肝病护士（LNP），与急诊和急症医疗单位、消化科住院护士和会诊医生密切合作。
- 多学科团队每天开会讨论全部住院患者和部分门诊患者服务问题。会议由会诊医生牵头，与住院医师、护士、ASN、社工、营养师、理疗师和职业治疗师一起开展。所有医护专业人员都在同一病历中记录患者病情。团队合作精神使每个人都得到价值感，并优化和统一了以患者为中心的协作性护理理念。
- 专职的社会工作者将极大影响住院期时长，有助于患者出院前往适宜的环境。外地住院患者的出院和持续照顾可能较为困难。相关的社会工作者每日参与是至关重要的。为无家可归者和露宿者提供照料特别困难。在年轻人中，尤其是患韦尼克－科尔萨科夫综合征等酒精相关性痴呆的人越来越多，目前缺少对他们的长期护理。
- 消化科会诊医生对急症医疗单位的日常投入有助于快速分诊和胃肠病急诊的临床、内镜治疗，也便于患者转入消化科病房或重症监护中心。
- 协调包括急诊在内的全医院护理途径。
- 在发现酒精相关性问题的24小时内提供简短干预。这种结构化的建议持续20～40分钟，包括对酒精引起的患者健康风险水平的个性化反馈，并建议患者减少酒精摄入。从入院日至出院，患者每天都接受管理，同时对门诊患者持续观察。
- 与当地肝病部门合作。
- 联合门诊，多学科的医疗、护理和精神病学团队促进了"一站式诊所"，降低了医生网络访问（DNA）率。
- 热线电话、快速就诊应提供给全科医师、患者、患者家庭成员和照顾者，使其可以直接与关系密切的 LNP、PLN，或秘书、病房联系。
- 综合性初级、二级和社区酒精护理，包括护士监督下的家庭戒酒，往往从医院开始。
- 开展透明的、无责备的临床管理会议。
- 患者接受从初级（全科医生）到四级（医院）护理的连续流程，再回到三级（社区酒精团队）护理。
- 与区域成瘾和联络精神病学医师密切合作，为住院患者提供院内精神病治疗。

（续栏）

- 在一定管理体系下的健康促进、教育、培训、审计和研究，可对酒精依赖的患者和肝病患者产生重大影响。
- 不同环境中的教育更新，从病房到住所，可以提高患者的认识和参与。医护人员的易接近性是至关重要的，这可以克服任何障碍。
- 与联络和（或）社区工作者结成伙伴关系，以改变我们亚洲社区的饮酒污名。

来源：Moriarty (2011)。

治疗。所有 ATPs 都需要协调策略，以解决医疗和精神方面实际存在或潜在的酒精相关性损害。

十、胃肠病学和肝病学会诊医师的扩充

《国家肝病服务计划 2009》建议，必须大量扩充肝病会诊医生数量。每个地区综合医院至少应有六名胃肠病和肝病会诊医生，其中至少应有两名接受过专门的肝病学培训。

十一、国家指标和质量评价

应建立国家指标和质量评价，以便对所提供的服务进行审计和评估。质量评价应包括患者对服务的系统性评价。国家肝病计划提倡并发展临床管理网络。

临床管理网络可以建立数据库，记录患者活动和预后，为未来针对酒精相关性问题的护理模式制定策略。

2012 年，英国胃肠病学会推出"试行胃肠和肝病患者的循证医疗"。这为胃肠病和肝病患者的临床护理的最高标准提供了试行指南。

十二、模块化培训

应为治疗酒精和药物相关问题的所有医生、护士和医疗保健人员制定模块化培训，以及能力评估与鉴定。英国皇家医学院公布了所有内科和外科专科医生应具备的一系列核心能力（框 19.3）。本科课程正在引进类似的培训。

框19.3　所有医生应当具备的酒精和其他药物的核心能力

主要建议

　　该工作组就下列核心能力与13家医学和外科学校、学院达成共识，建议将其纳入所有医生的研究生课程：

1. 知识
- 酒精和其他药物的作用、患者常见表现和潜在危害。
- 酒精和其他药物，包括处方和非处方药的成瘾性。
- 使用酒精和其他药物的干预、治疗和预后的范围。
- 酒精和其他药物对胎儿、儿童和家庭的影响。
- 酒精摄入的推荐限值。

2. 技能
- 对酒精和其他药物使用进行评估的能力，包括采集病史和使用经过验证的工具。
- 识别酒精及其他药物使用相关的大量急慢性临床表现（例如，外伤、抑郁和高血压）。
- 提供针对酒精和其他药物使用的简短建议。
- 酌情提供管理和（或）转诊。

3. 行为／态度
- 在工作中保持支持性的、共情的、非评判性的礼节。
- 自信、自如地同患者讨论酒精和药物使用。
- 对自己或同事使用酒精和（或）其他药物的任何问题采取适当的行动。

来源：Royal College of Psychiatrists (2012)。

　　根据药物和酒精国家职业标准（Drugs and Alcohol National Occupational Standards，DANOS），酒精专科护士应有能力提供干预措施，包括能采用激励的方法和实施简短干预。英国卫生署和皇家护理学院公布的肝病专科护士核心能力中也将强调前述要求（框19.4）。

十三、对公众的研究与教育

　　当务之急应对酒精滥用的病因、预防、后果和治疗进行研究。研究必须涉及患者、参与服务的患者群体和最有效的公共教育策略。这些可能包括卫

框19.4　肝病专科护士的九种核心能力

1. 提供同情和理解，并与患者（及其家人／照顾者）合作，特别是与那些患有慢性肝病的患者合作，他们最了解自己疾病的情况。

2. 在患者对自身情况有所了解下，通过耐心教育和健康促进指引并支持他们（和家人／护理人员）。

3. 进行全面的临床评估，包括风险分析；继以适当的行动，包括转诊至相关的急性和慢性疾病专家处。

4. 评估患者，与患者（年轻人、成年人、家人／照顾者）合作，了解他们的医疗需求，考虑他们的年龄影响、生活方式、文化及种族背景。

5. 与存在肝病易感因素的患者一起开发和评估自我管理计划。

6. 与患者（及家属／护理人员）一起工作，以解决其疾病的心理和社会影响。

7. 提供安全、特定的诊断／治疗选择：

　　7.1 对入镜困难的肝病患者进行静脉切开术和插管。

　　7.2 对肝病患者进行营养与补液管理／水化。

　　7.3 药物治疗和不良反应。

　　7.4 无创性诊断和治疗选项。

　　7.5 有创性诊断和治疗选项。

8. 使用早期预警工具／方法来确定患者的变化和恶化情况，并采取适当的措施。

9. 通过适当的治疗途径，积极改善和提高肝病服务。

来源：Royal College of Nursing (2013)。

生署、向不同年龄组患者进行广告宣传的酒精慈善运动、向不同年龄人群发放健康宣传单，以及患者倡导者组成的患者论坛。

公众对酒精、酒精单位、肝病和酒精相关问题的认识水平不高，需要通过全国性、综合性的公共教育和健康促进策略来解决，以降低有酒精相关性危害风险的人口数量。应该从童年时期开始实行对酒精和酒精相关性问题的教育，并且在家庭和学校同时进行，重点教育酗酒者及其家人。应在社区中发展联络员网络。医护人员非评判性的态度将有助于患者通过消除传统上与酒精滥用相关的羞耻感，进而克服障碍。这将有希望鼓励人们在早期阶段就医。

> **框19.5　卫生署具有高影响力的改变举措**
>
> 　　卫生署已确定7项具有高影响力的改变举措，这些举措对那些需优先减少酒精危害的地区而言是最有效的行动：
> 1. 建立合作伙伴关系。
> 2. 开展活动，控制酒精滥用在社区中的影响。
> 3. 通过倡导产生影响，从而改变现状。
> 4. 提高专科治疗的有效性和能力。
> 5. 任命一名酒精卫生工作者。
> 6. 提供鉴别和简短的建议 —— 提供更多的帮助，鼓励人们少饮酒。
> 7. 健全国家社会营销的优先次序。
>
> 来源：Department of Health 2009b。
>
> 　　酒精学习中心的酒精项目和政策中心（HubCAPP）提供了更多细节。HubCAPP 是酒精项目和政策的委托枢纽，由卫生署委托，并由 Alcohol Concern 合伙经营。卫生署估计通过实施这些高影响力的改变举措平均每年可为 PCT 节约 650 000 英镑。
>
> 来源：Department of Health (2009a)。

十四、酒精的成本效益策略

　　这些策略包括服务的智能协调。然而，需要投资以扩充会诊医生、ASN 和 ACTs 的数量。卫生署已经确定了7项具有高影响力的改变举措（框19.5）。每花1英镑对依赖性饮酒者进行心理治疗，就可以为公共部门节约5英镑。

酒精和医疗不平等性

　　肝移植是终末期肝病患者的最终治疗方法。等候肝移植的患者中，ALD 患者的比例最大。无论患者身处何地，都应为所有患者提供良好而平等的肝脏保健和肝移植。目前，我们迫切需要更多的肝脏捐赠者（框19.6）。

十五、未来医疗

　　目前，酒精治疗服务并不足以应对国家的酒精问题。然而，仍有希望存在：2009年，仅42% 的医院有 ASN 支持；令人鼓舞的是，在2013年英国国家

> **框 19.6　酒精和医疗的不平等**
>
> 　　最新数据正在开始确认酒精滥用对特殊人群的影响，从而进行更有针对性的干预：
> - 在英国，20% 最贫困人群酒精相关住院率或酒精相关死亡率是相对富裕人群的 2～5 倍。
> - 生活最贫困者的酒精死亡率提高了 4～15 倍，酒精入院率高达 10 倍。
> - 35 岁以上男性、非技术工作者、体力劳动者或失业者因酒精相关问题到医院就诊的风险最高。
> - 50% 的流浪汉存在酒精依赖。
> - 问题饮酒者普遍并发精神疾病
> 　　——高达 10% 的人群患严重精神疾病，而 50%～80% 的人群有人格或精神障碍。
>
> 来源：Association of Public Health Observatories（2007）。

　　患者预后和死亡保密调查（NCEPOD）的报告中，该数字增加到了 79%。

　　此外，专业酒精护理可以挽救处于严重后果边缘的酗酒者，特别是酒精相关性肝病患者，使他们重建自信，回归家庭和社区。有证据表明发展针对酒精相关性疾病患者的高质量的综合预防和治疗服务，是对未来全民健康，特别是青壮年人群健康的明智投资。

延伸阅读

［1］ Association of Public Health Observatories. *Indications of public health in the English regions 8: alcohol*. Liverpool: NWPHO, 2007.

［2］ British Association for the Study of the Liver (BASL), British Society of Gastroenterology (BSG) (Liver Section). *A time to act: improving liver health and outcomes in liver disease. The national plan for liver services UK*. London: BASL, 2009. http://www.bsg.org.uk/attachments/1004_National%20Liver%20Plan%202009.pdf (accessed 18 September 2014).

［3］ British Society of Gastroenterology. *Commissioning evidence-base care for patients with gastrointestinal and liver disease*. 2012. http://www.bsg.org.uk/clinical/general/commissioning-report.html (accessed 18 September 2014).

［4］ Department of Health. *NHS 2010–2015: from good to great. Preventative, people-centred, productive*. London: Department of Health, 2009a.

［5］ Department of Health. *Signs for improvement: commissioning interventions to reduce alcohol-related harm*. London: Department of Health, 2009b.

[6] Hughes NR, Houghton N, Nadeem H, Bell J, McDonald S, Glynn N, et al. Salford alcohol assertive outreach team: a new model for reducing alcohol−related admissions. *Frontline Gastroenterology* 2013;4:130–4.

[7] Moriarty KJ. Collaborative liver and psychiatry care in the Royal Bolton Hospital for people with alcohol−related disease. *Frontline Gastroenterology* 2011; 2:77–81.

[8] Moriarty KJ. *Alcohol Care Teams: reducing acute hospital admissions and improving quality of care*. Published on behalf of the British Society of Gastroenterology and Bolton NHS Foundation Trust. 2014. Quality, Innovation, Productivity and Prevention (QIPP) Publication on NHS Evidence website. http://www.evidence.nhs.uk/quality and productivity (accessed 18 September 2014).

[9] Moriarty KJ, Cassidy P, Dalton D, et al. *Alcohol-related disease. Meeting the challenge of improved quality of care and better use of resources*. A Joint Position Paper on behalf of the British Society of Gastroenterology, Alcohol Health Alliance UK & British Association for Study of the Liver. 2010. http://www.bsg.org.uk/images/stories/docs/ clinical/publications/bsg_alc_disease_10.pdf (accessed 18 September 2014).

[10] Royal College of Nursing. RCN competences: caring for people with liver disease: a competence framework for nursing. 2013. RCN Online www.rcn.org.uk (accessed 18 September 2014).

[11] Royal College of Psychiatrists. *OP85. Alcohol and other drugs: core medical competencies*. Final report of the Working Group of the Royal Colleges. 2012. www. rcpsych.ac.uk/publications/collegereports/op/op85.aspx (accessed 18 September 2014).

第二十章 初级保健中的管理

Carsten Grimm

概述

1. 酒精滥用和大多数酒精依赖患者可以在初级保健中得到安全且高成本效益的管理。
2. 应广泛应用筛查工具，并进行培训。
3. 全科医生是处理饮酒问题的理想人选。
4. 减少伤害是干预问题饮酒者的一个重要部分。
5. 不要忘记保护儿童。

一、引言

全科医生是筛查并初步处理酒精相关性问题的理想人选。假设一名全科医生平均一天接诊40~50名患者，其中2~3人存在酒精依赖，6~16人饮酒处于危险水平。准确数据受多种因素影响，包括贫困、种族和性别。25~34岁的白人男性中多达46%为高危饮酒者。

此外，大多数英国全科医生已具备筛查和治疗慢性或复发性疾病的能力。高血压，曾经属于二级保健领域，目前几乎可在所有的初级保健中筛查、诊断和治疗。戒烟活动也已广泛开展，并经常由实习护士或保健助理实施。针对酒精滥用的筛查和治疗实施的教学方案、地方和国家倡议都已确立；但是不同地区和区域的差异仍很大。

尽管如此，处理酒精问题还未成为全科医生的主要工作。本章将集中讨论初级保健如何实际处理这一问题。国家健康与护理研究所（NICE）已经颁布了一套全面指南，以处理临床问题，并再次提出筛检和简要干预的方法。目前有极明确的证据表明，筛选和简短干预具有临床效果。

二、在初级保健中如何诊断饮酒问题？

最好的方法是使用行之有效的筛查问卷。测量的金标准仍然是 AUDIT 工具和（或）问卷，其他几种问卷也已被应用，如 FAST，AUDIT-C，AUDIT-PC 等（第六章）。使用哪种工具完全取决于个人偏好。AUDIT 需要约10分钟完成，因此可以考虑使用其删减版作为初步筛查工具，只在得到阳性结果时继续检查。推荐将 AUDIT-C 作为初步筛检工具，其次是 AUDIT。

　　使用这些工具对高危性和有害饮酒进行识别是可靠的做法，而且这两种问卷都可以由任何接受过培训的人完成。许多地方的培训方案可供我们选择，在酒精学习中心或英国皇家全科医师学会（RCGP）也可以得到免费的在线培训。

三、陷阱

　　在饮酒问题的识别上存在一些误区：首先，虽然有害饮酒者经常出现各种各样的与酒精相关的疾病或症状，但患者通常不承认他们有酗酒问题或拒绝做任何相关的检查。强迫这些在早上10点身上就有酒味，却矢口否认饮酒的人完成这一结构化筛查问卷是没有意义的。

　　其次，大多数筛查问卷使用酒精单位的术语——而大多数患者不知道一单位酒精表示什么。更糟的是，大多数医疗保健专业人员都难以计算出该单位。应考虑使用英国初级保健电子健康记录系统的内置计算器，或使用互联网。因此，了解并询问患者饮用的酒的种类和饮酒量，并将其换算成单位，这一过程常常令专业人员苦恼。英制单位与美国及其他国际使用的单位稍有不同，这使情况更加复杂。

　　所以，关于单位你需要了解什么？它是酒精饮料中酒精含量的量度，就像130/70是血压的量度一样。计算单位并不像你想象的那样困难，而且不需要任何复杂的计算。产生对数字及其意义的感觉很重要。记住两个基准：

　　①1听或1品脱啤酒：约2单位酒精（1单位酒精 =8克乙醇）

　　②1瓶葡萄酒：约10单位酒精

　　请记住，确切的酒精含量将有所不同，一些淡味啤酒、啤酒和葡萄酒的体积百分比略有不同（关于常见酒精饮料中纯酒精含量的细节参见第四章）。其他一切都可以查询。通常，所有饮用大量烈酒或高度酒的人都极有可能存在有害饮酒，无论如何都需要进一步的评估。

四、筛查时间与对象

所有表现出可能与酒精相关的症状者都应该接受筛查 —— 初级保健中应常规启动筛查，见表 20.1。另外，可以更具策略性地进行筛查，例如，将筛查作为慢性疾病管理审查的一部分。直接加强服务（激励全科医生的一个试行方法）鼓励对新挂号患者的筛查，但总体结果存在不一致的情况，部分原因是结构不够完善和实施不力。

表 20.1　初级保健中应实施酒精筛查的常见表现或情况

高血压
肝功能检查异常
消化不良
睡眠障碍（失眠）
经常疲惫
情绪低落和（或）抑郁
心血管疾病

五、筛查 —— 之后该做什么？

使用 AUDIT 有四种可能的结果：

1. 禁酒或低风险饮酒（0 ~ 7 分）—— 积极的反馈。

2. 危险饮酒（>8 分）—— 简短干预。

3. 有害饮酒（且可能有轻度/中度依赖）——（16 ~ 19 分）—— 进一步评估。

4. 很可能依赖（>20 分）—— 进一步评估。

笔者将酒精依赖视为有害饮酒的一个亚类。

六、提供反馈和简短干预

对低风险饮酒者，应当提供简短的积极反馈，即饮酒不可能绝对不存在风险；但在目前水平，不太可能引起远期风险 —— 因此该术语为"低风险饮酒"。重申建议的饮酒限值（男性4单位，女性3单位，每周2日无酒精），不需要采取进一步的措施。

简短干预应直接了当。关于简短干预，最重要的是要记住应当将干预重点与患者相关联。对25岁的人不必强调心血管疾病风险增加，而对60岁的人而言，强调这一点就非常重要。缩略词 FRAMES（表20.2）常作为简短干预的规范结构。

表20.2 缩略词 "FRAMES" 各字母的含义

反馈（Feedback）	关于个人风险或损害
责任（Responsibility）	强调改变饮酒现状的个人责任
建议（Advice）	如果出现严重依赖或损害的指征，减少或停止饮酒
方案（Menu）	改变饮酒方式的备选方案，并与患者一起制定目标；可将减少饮酒的中期目标作为开始
共情（Empathy）	认真倾听并思考，勿哄骗患者或提出反对意见；当患者意识到自己的状况时，与其探讨做出改变方案
自我效能（Self efficacy）	一种访谈方法，可以提高人们对自我改变能力的信念

简短干预通常需要5～10分钟，因此通常作为评估的一部分进行。它们也是处理有害饮酒者饮酒问题的第一步，但需注意，在确定患者不存在中度或重度酒精依赖之前，不要建议患者急剧减少饮酒量和戒酒——戒断症状可能致命！

七、进一步评估

有害饮酒一般需要延长简短干预的时间，这不是全科医生常规预约的一部分。建议对患者进行以下检查，包括寻找慢性肝病皮肤红斑、测量血压、血液检查（糖化血红蛋白和肝功能检查）。可以与护士和医疗保健助理共同完成，他们接受了包括拓展版简要干预和酒精依赖症状筛查等进一步评估的培训。

拓展版简要干预与简要干预没有本质区别——仅仅是干预时间稍长而已。通常需要20～30分钟，并且可以根据需要，融合于在一或两次谈话中完成。FRAMES 方法对此同样有效。另见框20.1。

如果拓展版简要干预不够有效，或酒精依赖为中重度，只要尚未制订共同医疗计划，则建议患者到专业机构接受干预管理。

框20.1　**激励性访谈的案例**

她说"我缺乏意志力"，而你无法开药治愈它。

你是否认为意志力是与生俱来的，而对此无能为力？或者认为这是她给自己作出的选择寻找借口，却不喜欢所造成的后果，所以她把责任归咎于其他因素？

你能提供一些帮助吗？

是的

- 接受这个事实：你不能替她作出改变。如果她想有所改变，就必须寻找达成目标的方法（她的方法，而不是你的方法）。
- 不要威胁她，这样她只会自我防卫。
- 她会做自己喜欢的事。找出并欣赏她从中得到的东西——她会感觉有所理解。
- 那么，问题在哪里呢？不是你的问题，而是她的。她的选择一定有缺点；她知道这一点，但还没有承认。
- 一旦她从中看到了好的东西和坏的后果，她想改变吗？
- 如果她想，就与你有关。如果她不想，至少她已经做出了选择。这是她自己的选择——接受它会使你们双方都感觉更好。
- 她不缺乏意志力，但她还没有准备好行动。改变她可能会出现危机。

八、依赖性饮酒

AUDIT 在诊断高危或有害饮酒中所起的作用，就是酒精依赖严重程度问卷（SADQ）在诊断个体患者酒精依赖严重程度中所起的作用。普通成年人群中的三个水平及患病率：

1. 轻度依赖（5.4%）–SADQ 总分 <15。

2. 中度依赖（0.4%）– SADQ 总分 15 ~ 30。

3. 重度依赖（0.1%）– SADQ 总分 >30。

仅少部分有酒精相关问题的患者对酒精有生理性依赖，需要在治疗期间接受医学辅助戒酒。NICE 已经发表了如何安全实践的完全指南。需要医疗辅助戒断的典型患者：

- 每天饮酒至少15单位，且全天一直饮酒。

- 试图突然停止饮酒时，有酒精戒断表现。

- SADQ 得分不低于15分。

- 树立戒酒目标至少3个月。

大多数患者能在一定程度控制饮酒，降低健康风险。建议减量不要太快，即每两日减量不超过10%，以避免产生戒断症状或焦虑。

九、初级保健中的医学辅助戒酒

如果没有适当的后续计划，医学辅助戒断作为独立治疗措施几乎是要失败的。它应该始终作为一个更全面治疗方案中的一部分而施行，而不应作为临时性措施。

只有患者和环境都准备就绪并支持该计划时，该方案才有意义。那些不幸被其他依赖性饮酒者围绕，即住在贫民窟或贫困区的人群，可能注定会戒酒失败并很快恢复饮酒。这对各方而言都是令人沮丧的，而且可能是危险的，因为即使是短期禁酒都可能使患者降低耐受，并在恢复饮酒后升高酒精水平才能达到醉酒状态，往往引起致命性后果。对于那些认为戒酒是一个可达到并可成功实现的目标者，这是一个重要的治疗方式。旺兹沃思的 Fresh Start 诊所已显示出良好的效果，患者能快速、恰当地获得组织良好且支持有序的医学辅助戒酒。

目前，医学辅助戒酒几乎是在共同医疗计划中进行的，应该由受过适当训练的工作人员实施，或作为专科服务中制订的治疗方案的一个部分。

在社区环境中，固定剂量方案是最好的。前负荷或症状触发给药方案需要一定程度的监督，这种监督是不现实和无必要的，因为情况复杂的病例和酒精依赖严重者需要住院治疗。

监督不一定需要家访，但应有适当间隔的随访。情况简单的病例，通过电话联系，每隔一天进行一次随访可能就足够了。对于更复杂的病例，甚至可能需要每天一至两次家访。一般来说，SADQ 得分越高，患者的并发症越多，越有可能需要密切监管。我建议，在最初48小时内，有一位好友或家属陪伴在患者左右。这段时间内，情况可能变得糟糕，身边有一位随时可以提供帮助、负责任的成年人是非常重要的。

这取决于团队的能力和信心，以及全科医生判断哪些病例可以在社区治疗的能力。以下患者绝对禁止在社区中进行医学辅助戒酒：

- 有戒断性癫痫发作或癫痫病史者。
- 有震颤性谵妄或严重戒断症状史者。
- 家中缺乏监护者。

十、初级保健药物治疗

以下药物常用于问题饮酒的常规治疗。除双硫仑和苯二氮䓬类药物外，所有药物都相对温和，仅存在有限的不良反应和风险（表20.3）。

表 20.3　问题饮酒的初级保健药物治疗

维生素 B$_1$	对有营养不良或可能有营养不良风险的患者开具，每次100mg，每日 3 次
复合维生素 B	对任何可能有周围神经症状者开具
氯氮䓬	用于医学辅助戒酒——5mg 或 10mg 胶囊（比片剂便宜）
地西泮	用作氯氮䓬的替代品
阿坎酸、纳曲酮	用于饮酒减量计划，或用来预防戒酒后再次饮酒
纳美芬	用作饮酒减量计划的一部分
双硫仑	预防再次饮酒（通常在专科服务中开始使用）

十一、培训

初级保健中酒精问题处理的 RCGP 认证包括电子学习模块和面对面培训。旨在使初级保健工作中对酒精问题的诊断和治疗感兴趣的医生或想参与共同医疗计划的医生具备相关能力。它也适用于其他临床工作人员，如实习护士。

十二、提示

- 培训所有工作人员使用 AUDIT，特别是医疗助理和护士。

- 将 AUDIT-C 或 FAST 用作初步筛检工具，然后使用 AUDIT。

- 考虑使用电子筛检工具，如 drinkcheck.co.uk 或 drugsmeter.com。

- 记住 1 听或 1 品脱啤酒约含 2 单位酒精，1 瓶葡萄酒约含 10 单位酒精。

- 在没有充分评估和后续计划的情况下，不要向患者提供医学辅助戒酒。

延伸阅读

［1］ Bien TH, Miller WR, Tonigan JS. Brief interventions for alcohol problems: a review. *Addiction* 1993;88:315–36.

［2］ Coetzee J, Penfold M. GP-led services for alcohol misuse–the Fresh Start Clinic. *London Journal of Primary Care* 2011;4:11–5.

［3］ Grimm C. Alcohol in primary care–what GPs need to know. *The Digest: The Journal of the Primary Care Society for Gastroenterology.Spring/Summer* 2014;(3):11–2.

［4］ Kaner E, Bland M, Cassidy P, Coulton S, Dale V, Deluca P, et al. Effectiveness of screening and brief alcohol intervention in primary care (SIPS trial): pragmatic cluster randomised controlled trial. *BMJ* 2013;346:e8501.

［5］ National Institute of Health and Care Excellence. *Alcohol-use disorders: diagnosis, assessment and management of harmful drinking and alcohol dependence* (NICE Clinical Guideline CG115). February 2011. http://guidance.nice.org.uk/CG115 (accessed 18 September 2014).

第二十一章 建议和咨询

Nicola Taylor

概述

1. 患者的识别与参与是基础。

2. 意识到变化周期是关键。

3. 动机性访谈效果好，而且它以与患者合作的方式发挥效用。

4. 有害饮酒较多仅由患者个人的问题导致。

一、引言

有害饮酒具有深远的生物学、心理学和社会影响，因此所有卫生工作者都应常规询问这一问题。当人们被问及饮酒情况时，会感到敏感和抗拒，所以应该以常规的、非评判的方式进行询问。记住，当饮酒水平高至危害健康时，一定事出有因。要想改变他们的饮酒习惯，需要一个好的理由。

二、会面和咨询

干预成功的关键是与患者的初次接触。这意味着患者需要足够信任临床医生，能够诚实地回答问题，且没有感到被评判或恶劣对待。如果患者确实感受到被评判，这意味着，他们将有防御性反应，进而错失任何真正参与干预的机会。

识别风险者的常用工具可以是问卷形式，也可以是临床访谈、经验证的问卷，更多的详细信息，请参阅第六章。

三、患者与医生

患者低估了其饮酒问题，或低估了其摄入量可能会比较麻烦。他们可能使用如"社交饮酒者"这样的词语，但有些人所谓的社交饮酒者，他人则视其为酒精依赖性饮酒者。重要的是，要不带评判性地明确患者究竟喝了多少酒、酒的类型及饮酒的频率。

你可能很想试着"恐吓"他们，使其"交代清楚"喝了多少酒，并承认自己有饮酒问题，但这几乎没有效果。临床互动中更常见的情况是医生因自己的无助感（因为工作压力、时间压力或患者顽固的态度）而感到沮丧，而不是因为患者的相应情况。记住，临床互动的目标不是让医生感觉更佳而是要帮助患者。

对"变化周期"的认识可以在这方面有所帮助。

四、变化周期

对许多人来说，改变饮酒情况是一项重大决定。而且，就像所有重大决定一样，思考决策并将其付诸实践都需要一个过程（图21.1）。

对临床医生而言，能够确定患者在周期中的位置非常重要，这样就可以应用最有效的动机性访谈工具（框21.1）。

（一）考虑前期

在这一阶段，患者尚未认识到明显的问题。可能对于家人和同事而言问题已经明显，但患者仍处于"盲目乐观"的状态。

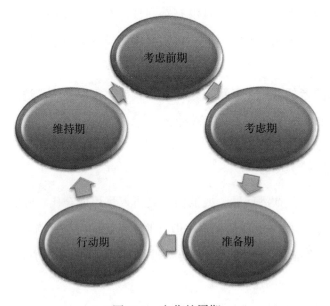

图21.1　变化的周期

框21.1　**动机性访谈的原则**

当患者这样说时最有效。

化解阻力。

不要带有评判性。

鼓励自我效能。

鼓励患者自己提出解决方案。

在这个阶段，强行指出患者危险的行为不可能使他们采取任何行动。他们有可能产生抗拒，并反对任何改变。甚至会因察觉到被攻击而苦恼，并完全拒绝被干预。他们不想在未来有任何改变。

一些有助于临床医生发现这种状态的词语是："是的，但是……"。当患者以"是的，但是……"回应医生提出的解决方案或观点时，则显然处于考虑前期。

尽管患者看似同意你所说的任何意见，但实际并非如此。患者明确表示还没有准备好作出改变，并不是想引起争论。

临床医生能做的最有帮助的事是：

• 确认：即用一种非评判的方式，承认患者的困难。

• 鼓励患者自我探索。

例如：

• "听到你的妻子对你饮酒感到不满，你一定很难过。"

• "听起来你的工作压力很大。"

• "你觉得可以做些什么来帮助戒酒？"

• "你认为接下来会发生什么？"

（二）考虑期

在这个阶段，患者可能仍然对做出改变存在矛盾心理：他们不确定这样做是否正确，但正在考虑在未来6个月内做出改变。可能提醒临床医生的用语是"我想……"，或者"我想也许……"。

临床医生能做的最有帮助的事是：

• 承认这种矛盾心理及患者必须做出艰难抉择。在这个阶段，草拟一份利弊清单可能是有帮助的。

• 比临床医师告诉患者他们需要改变更有效的是患者自愿改变。重要的是他们，而不是其他任何人说出"我需要为此做些什么"。

承认改变可能是较困难的一部分，使用"我想知道……？"句式提问可能更有帮助。

例如：

• "我想知道如果你设法减少饮酒，会发生什么不同？"

• "我想知道有什么更好的办法。"

• "我想知道，你是否想获得更多有用的信息？"（求助资源见第二十三章）

（三）准备期

此时，患者正在尝试改变。他们可能做了一些尝试性工作，思考改变的实际行动、可能需要什么样的支持、生活会变成什么样子。此时，可以回顾或添加利弊清单，这对于更详细地探索停止饮酒后生活发生的改变和可能获得的益处颇有帮助。

同样值得考虑的是他们可能面对的困难：脱离社交群体、日常生活被打乱及他们如何应对这些问题等。如果他们有家人，那么可能对每个人来说都存在困难，即使是好的改变也会带来压力。他们也可能面对来自不打算做出改变的"酒友"的压力。不可低估这种社会支持的丧失。

临床医生能做的最有帮助的事是：

• 在现阶段，鼓励和确认目前所做的努力是关键。

• 更细致地讨论具体的心理治疗可能是有益的。

例如：

• "嗯，我对你目前所做的一切印象深刻。"

• "你做出这样艰难的决定是很勇敢的。"

• "告诉我你是怎么做到的。"

• "你觉得我为你提供的信息怎么样？"（求助资源见第二十三章）

（四）行动期

在这个阶段，患者将改变他们的行为，并需要鼓励才能继续下去。他们可能会积极参与咨询或心理治疗。重要的是应承认改变给患者带来了一些损失，并同时关注收获和益处。

患者自己提出针对自身问题的解决方案很重要。同时，应该相信他们。

临床医生能做的最有帮助的事是：

· 未来确实可能恢复饮酒，临床医生应当帮助患者消除自满心态，同时鼓励他们继续坚持。

例如：

"所以请告诉我，在紧张工作一天后，你是如何做到不去酒馆的？"

"这种方法会一直有效吗 —— 你有备用方案吗？"

"不能和朋友长时间在一起一定让你难受，不过，你和丈夫现在相处得怎么样了？"

（五）维持期

现在，所做的改变应该常态化了，患者很希望对他们的选择产生更多的自信。现在的工作是持续鼓励，同时要防止患者骄傲自满。不要认为他们做出的艰难决定是理所当然的，他们应该因目前为止所做出的努力而获得高度信任。

例如：

"嗯，看到你的状况这么好，我很开心。希望你为自己感到骄傲。"

"你感觉崭新的自己怎么样？"

（六）重新饮酒

再次饮酒可能会带来灾难性的后果，但有时不必太过忧虑。把重新饮酒看作恢复过程的一部分会更好：让人们再次反思他们已经走了多远，以及什么导致他们偷偷重返旧习。再回顾一遍变化的周期，他们可以进入任何阶段，甚至直接回到戒酒的"行动期"。使用前面提到的技巧和动机性访谈方法。

弄清楚使患者重新饮酒的情绪、环境、情景原因，是为了避免在未来再次出现这些情况，而不是让患者感到愧疚（框21.2）。

> **框21.2　探索恢复饮酒的问题**
>
> 饮酒前发生了什么？
> 感觉如何？
> 在哪里饮酒的？
> 当时是和谁在一起？
> 还能记得是什么使你决定饮酒的吗？
> 现在觉得怎么样？

五、目标是什么？

对酒精依赖者或有与酒精相关的严重身体疾病者而言，戒酒是终极目标。然而，有些人可能更愿意先尝试减少酒精摄入量。

更重要的是让患者参与到关于他们饮酒问题的讨论中来，而不是说服他们树立戒酒目标。他们应该得到减少伤害的策略支持。

六、纳入关系网

有害性和依赖性饮酒会影响到患者周围的每个人。涉及这种关系网中的人，其观点是重要的。需要让患者最亲近的人参与进来，从而增加成功的概率（框21.3）。

> **框21.3　家属和孩子**
>
> 当家属和孩子处在支持网络中，应该考虑他们。
> 应酌情提供看护人的评估。
> 应考虑孩子们的需要和权益。
> 转诊到社会服务机构可能是合适的。可以设计方案，为家庭寻求进一步的帮助和支持。

很容易习惯性地认为患者的所有家庭成员或朋友都希望其停止饮酒，但事实并非如此。也许患者的家庭成员或朋友也有酒精问题，且尚未考虑停止饮酒。有时，患者的配偶因为其戒酒并重新参与家庭生活，而感到自己在家中的地位受到极大的威胁。有时，酒精依赖者的行为比清醒的家庭成员更容易猜测和管理。

总之，关系是复杂的，不是每个人都会支持患者减少饮酒或戒酒。

七、向谁求助？

对处于考虑期和准备期的患者，最好告知他们一些在社区内可获得的服务。此时，临床医生可以充当"路标"，指引患者了解哪种服务最适合他们。在第二十三章中概述了部分不同类型的服务。

八、戒断与解毒

如果可能，应避免紧急解除酒精中毒。如果患者需要入院治疗（躯体或精神方面的原因），那么很可能需要药物来帮助或酒（参见第十八章）。否则，有计划地戒酒对患者更好，可以制订共同医疗计划（当地药物滥用服务和全科医疗），或一个更专业的解毒计划。

在第二十二章讨论了转诊到酒精服务专业机构，在这里可能考虑住院解毒或门诊解毒。

延伸阅读

［1］ Miller WR, Rollnick S. *Motivational interviewing: helping people change*, 3rd edn. New York: The Guildford Press, 2013.

［2］ National Institute for Health and Care Excellence. *Alcohol-use disorders: diagnosis, assessment and management of harmful drinking and alcohol dependence* (NICEguidelines CG115).London: National Institute for Health and Care Excellence, 2011.

［3］ Prochaska JO, Velicer WF. The Transtheoretical Model of health behavior change. *American Journal of Health Promotion* 1997;12(1):38–48.

第二十二章 心理治疗和复饮的预防

Nicola Taylor

概述

1. 心理疗法、药物疗法或二者联合有助于再次饮酒（复饮）的预防。
2. 患者需要参与进来，尽可能多地进行心理治疗。
3. 药物治疗不能取代激励，但也有帮助。

一、引言

对于所有存在酒精滥用问题的人，心理疗法和谈话疗法均有助于减少伤害，并帮助其戒酒。根据第二十一章提到的"变化周期"显示，这属于周期中的"行动"和"维持"阶段。最为可靠的疗法是那些有组织、有时间限制并能即时处理具体问题的疗法。酒精滥用患者并非存在于与世隔绝的环境中，来自家庭、搭档和朋友的支持都会对他们帮助。存在过度酒精滥用问题的社会环境也同样重要。当某些人所处的社会环境充斥着酗酒和酒吧时，从某种程度上来说，我们不只是在要求他们放弃饮酒，而是要他们放弃一种生活方式。

患者要想保持禁酒，或许还需要药物辅助。

二、心理治疗

（一）认知行为疗法

认知行为疗法是一种在有限时间内，针对患者即时存在的问题而进行的谈话疗法。它关注的是患者思想、感觉（情感）、行为和生理知觉之间的关系。认知模式可以简单地解释为认识到戒断症状（心悸、发汗和震颤等）会引起患者产生强烈的焦虑感。患者的这种焦虑感与他们的担忧（顾虑）相关，而这些忧患意识又会导致患者的饮酒行为。意识、情绪、行为和肢体感觉可以通过一系列不同的方式联系起来，所以绘制它们之间的联系网络会对治疗有所帮助。一些由生理认知和感觉触发的自主思维是独立而有挑战性的，能帮助打破它们之间的牢固联系。

图22.1被普遍应用。治疗师可以利用这份基础的示意图，为患者制定个体化的联系网络。在进行各种心理治疗时，患者需要掌握治疗理论，并愿意参与到讨论和医生布置的家庭作业中。这项家庭作业可能包括写饮酒日记、心情日记或进行日常锻炼，这些都能作为对抗不利自主思维的证据。

认知行为疗法适用于那些酗酒至有害水平或各种酒精依赖水平的人。

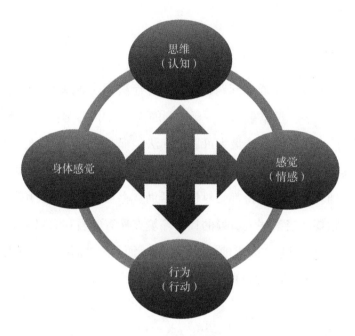

图22.1　认知行为疗法。图示了思想、情感、行为和身体感觉之间的相互作用。影响其中一个因素会进而影响其他几个因素

认知行为疗法可以通过心理治疗改善途径（Improving Access to Psychotherapy, IAPT）项目（www.iapt.nhs.uk）和一些非法定服务机构（见第二十四章）应用于各地患者。私人心理治疗师收费不同，且随时可以预约。

NICE 指南建议，正常情况下酒精问题认知疗法应每周进行一次，每次60分钟，并持续12周，且可作为个体疗法进行应用，或成为群体疗法的一部分。将其作为个体疗法还是群体疗法使用，往往需要根据患者实际情况和效果来决定。

（二）其他心理疗法

其他形式的心理疗法同样有用。这包括其他行为疗法和社交网络疗法。其中包括识别饮酒行为模式等疗法，这使患者习惯性地提醒自己饮酒了，并帮助他们限制自己的饮酒量。

如果患者有一个支持他的伴侣，而且他们的关系因为酗酒受到威胁时，NICE 也推荐应用行为伴侣疗法。但这种疗法同样有时间限制，往往是每周一次，每次 60 分钟，持续 12 周。在治疗初期，行为伴侣疗法的目标是达到患者和治疗师事先商定的饮酒或戒酒水平。

心理治疗类型受许多考虑因素的影响：患者的选择、患者对基本概念的认知情况、时间和地区可行性。最终的治疗方案应该由参与评估的心理治疗师和患者共同决定（框 22.1）。

> **框 22.1 心理疗法摘要**
>
> 针对酒精相关问题的认知行为疗法通常应该每周进行一次，每次 60 分钟，持续进行 12 周。
>
> 针对酒精相关问题的行为疗法通常应该每周进行一次，每次 60 分钟，持续进行 12 周。
>
> 针对酒精相关问题的社交网络和环境疗法通常应该在 12 周内进行 8 次，每次 50 分钟。
>
> 行为伴侣疗法应关注酒精相关问题和它们对伴侣关系的影响。这项治疗的目的是戒酒，或达到治疗专家和患者预先设定和同意的适宜、安全的饮酒量水平。通常应该每周进行一次，每次 60 分钟，持续 12 周。
>
> 来源：NICE guideline 115.

如果药物治疗对精神疗法没有影响，或是患者主动要求进行药物治疗，那么可以考虑在进行心理治疗的同时进行药物辅助治疗。对于那些有严重酒精依赖的患者，应该在辅助戒酒之后常规应用阿坎酸和纳曲酮。

三、预防复饮的药物

有助于戒酒的药物不能替代患者自身对戒酒的动机和希望，但被证明对一些人是有帮助的。

（一）阿坎酸

阿坎酸确实能提高正在进行酒精依赖治疗的患者戒酒成功率。其确切作用机制尚不清楚，但它似乎可以抑制脑内 N-甲基-D-天冬氨酸（NMDA）和谷氨酸介导的兴奋系统，同时增强 γ-氨基丁酸（GABA）介导的抑制系统。

尽管酒精治疗的目标是患者戒酒，但阿坎酸被证实能减少持续饮酒者的酒精摄入量。

阿坎酸应该作为戒酒计划的一部分使用，或在辅助戒酒措施完成后立即开始使用。它更适用于那些有一定程度焦虑的饮酒者，或者那些自认为酗酒或有重度酒瘾的人（框22.2）。

框22.2　开始药物治疗之前

全面的生理评估

尿素和电解质

肝脏功能检查

γ-GT

与患者一起讨论注意事项和不良反应

用量：体重低于60kg的患者每次333mg，一日3次，口服。体重超过60kg的患者每次666mg，一日3次，口服。

疗程：最多6个月，如果临床需要，可持续应用更长时间。如果应用4~6周后酒精摄入量未有改变，则应该考虑停止用药。

禁忌证：严重肝病（尚无肝硬化的相关研究）。

（二）纳曲酮

纳曲酮是阿片受体拮抗药，能减少患者对酒精的渴望。纳曲酮能阻断脑内内源性阿片肽作用，也能影响脑内由酒精引起的多巴胺奖赏系统。

在开始用药之前：筛查患者是否具有阿片类药物依赖，并通过尿液药物筛查检测最近阿片类药物的使用情况。在治疗前和治疗期间需要进行肝功能检测。见框22.2。

用量：应2天内口服25mg，之后逐渐增至每日口服50mg。

一周总剂量为350mg，可以分成3次服用，有利于患者的适应。

尽管在英国应用更少，但长效注射制剂同样适用。

疗程：服用纳曲酮的患者应该每个月检查一次，持续6个月。在6个月后检查的频率可以有所下降。不是每个人都需要进行常规的血液检测，但对于老年患者和伴随其他并发症的患者，进行持续的检测是很有意义的。

注意事项：有肝损伤和肾损伤的患者慎用。尚无肝硬化的相关研究。

禁忌证：阿片类药物依赖。使用纳曲酮的患者应该建卡，以便他们告知所有诊治医师其纳曲酮使用情况，以防紧急情况下需要使用阿片类止痛药。

四、双硫仑

双硫仑能阻断酒精的代谢，产生高浓度的乙醛。乙醛累积会引起一系列反应，包括面部潮红、头痛、心动过速、心悸及恶心呕吐。如果服用双硫仑后摄入大量酒精，还会出现低血压，甚至昏迷（框22.2）。

应时刻提醒患者某些药物、糖果和香水与酒精饮料一样也含有一定量的酒精，如果使用不当，很小的剂量就能引起不良反应。

在开始用药之前：在应用双硫仑前的24小时内，禁止摄入酒精。同样参见框22.2。

用量：通常每日口服200mg。

如果某些人仍继续饮酒，他们可能需要更高剂量的双硫仑，有可能引起不适。

疗程：应用双硫仑治疗时，患者需要接受有效的监控。患者接受治疗时，理论上应由起支持作用的家庭成员或伙伴进行日常双硫仑使用情况的检控。患者在最初的2个月内，应该每半个月接受一次正规监测，两个月后改为每月检测一次。相关文献综述建议以6个月作为时间间隔。

注意事项：有严重肝病、肾损伤或癫痫的患者禁用。

禁忌证：包括心力衰竭及曾出现脑血管意外的冠心病。

巴氯芬（用于慢性肝病）

巴氯芬通常用来缓解肌肉痉挛，具有竞争性抑制 GABA-B 的作用。正是这种作用使它能减少患者对酒精的渴望。在肝硬化患者身上实施的巴氯芬试验旨在获得比应用安慰剂戒酒更加有效的戒酒方法。这些发现并非在所有群体效果一致，但对于严重酒精依赖者，巴氯芬能有效地控制其饮酒欲望，让他们坚持戒酒，挽救他们的生命。巴氯芬是唯一一种已经在严重肝病患者（包括肝硬化）身上完成试验的药物。

在开始用药之前：参见框22.2。

用量：有证据表明大剂量巴氯芬能减少患者的饮酒欲望。每日最多使用120mg。

注意事项：巴氯芬主要通过肾脏排泄，所以有肾脏损伤的患者应注意。

在应用于英国人时，尚无充分的证据表明阿坎酸和纳曲酮，哪种在预防复饮方面更有疗效。NICE 指南建议应用阿坎酸或纳曲酮后再使用双硫仑，或者根据患者的偏好进行应用（框22.3）。

框22.3　**不用于治疗酒精滥用的药物**

抗抑郁药
苯二氮䓬类药（仅用于治疗戒断症状）

延伸阅读

[1] Addolorato G, Leggio L, Ferrulli A, Cardone S, Vonghia L, Mirijello A, et al. Effectiveness and safety of baclofen for maintenance of alcohol abstinence in alcohol-dependent patients with liver cirrhosis: randomised, double-blind controlled study. *Lancet* 2007;370(9603):1915-22.

[2] Lingford-Hughes AR, Welch S, Peters L, Nutt DJ. BAP updated guidelines: evidence-based guidelines for the pharmacological management of substance abuse, harmful use, addiction and comorbidity: recommendations from BAP. *Journal of Psychopharmacology* 2012;26(7):899-952.

［3］　National Institute for Health and Care Excellence. *Alcohol-use disorders: diagnosis, assessment and management of harmful drinking and alcohol dependence* (NICE Guidelines CG115).London: National Institute for Health and Care Excellence, 2011.

［4］　Rösner S, Hackl-Herrwerth A, Leucht S, Lehert P, Vecchi S, Soyka M. Acamprosate for alcohol dependence. *Cochrane Database of Systematic Reviews* 2010;9:CD004332. doi:10.1002/14651858.CD004332.pub2.

第二十三章　酒精与精神疾病

Nicola Taylor

概述

1. 有害饮酒是多种精神疾病的并发症。
2. 酒精依赖是自杀的一个危险因素。
3. 应首先处理酒精依赖问题，因其往往会加重精神疾病的症状。

一、引言

有害饮酒和酒精依赖是精神疾病的常见并发症。管理酒精依赖带来的躯体损伤、心理异常和潜在的精神障碍需要技巧、耐心和时间。

二、饮酒、精神疾病或两者兼有？

所有精神障碍和精神疾病的症状都可由酒精依赖引发、加重或掩盖。若尚未充分明确诊断，那么随后的风险评估和患者的安全就需要被放在首要位置。

三、风险评估

一些研究显示：酒精依赖者自杀的风险是正常人的20倍。而两者间确切的关系很复杂。在短期内，酒精会使人更加萎靡不振或更加冲动、好斗：所有这些异常情绪都与自杀行为有关。长期酒精依赖产生的社会后果——如失业、功能障碍和人际关系破裂——也都是引起自我伤害和自杀的非独立性危险因素（框23.1）。

正如框23.1所述，许多引起自杀和自我伤害的危险因素在临床医师看来是"既定的"或不可改变的。识别那些可以改变或有助于患者改变的危险因素十分重要，能降低自杀的总体风险。

临床上可以改变的关键危险因素如下：

• 酒精滥用。

框 23.1　**自杀的危险因素**

- 与精神病服务，尤其是住院患者的近期出院有关
- 自杀未遂史
- 酒精依赖
- 药物滥用
- 自杀家族史
- 严重躯体疾病
- 失业
- 单身
- 男性（自杀成功者较多，女性多自杀未遂）

- 精神疾病或精神障碍。

- 慢性疼痛或疾病。

转诊至志愿者机构同样有助于社会援助。通过地方议会可以得到住宿的建议。

关键信息

自残和表达自杀意念的人更有可能自杀成功。

四、抑郁症

酒精依赖者共患抑郁症的比例较高。许多抑郁症患者的核心症状被酒精依赖影响或掩盖，两者很难区分。

抑郁症患者常有绝望感和无助感，患者很难将它和酒精服务联系起来，也很难做出有效的改变。这会成为一个恶性循环，所以接诊这些患者是极为必要的。细致的风险评估是重要的，它能显示抑郁症、酒精和自杀三者之间的相关性。如果风险很高，则适合转诊至专科服务。

如果患者在清醒后3～4周内仍有抑郁症状，那么通常应按分步护理模式提供治疗（图23.1）。

在考虑使用抗抑郁药时，要特别考虑患者是否存在酒精依赖导致的生理后遗症（框23.2）。

第1步

评估、支持、心理教育、积极检测，并考虑进一步评估和干预

第2步

低强度心理和社会心理干预、药物治疗，并考虑进一步评估和干预

第3步

药物治疗、高强度心理干预、联合治疗、协同护理，并考虑进一步评估和干预

第4步

药物治疗、高强度心理干预、紧急处理、联合治疗、多学科和住院护理

图23.1 抑郁症治疗的分步护理模式

框 23.2 在开具抗抑郁药时应考虑到的事项

- 既往胃肠道出血史
- 肝功能损害
- 混乱的生活方式和依从性不良

五、焦虑症

在英国，酒精常常被用来缓解焦虑。自我酒精治疗在创伤后应激障碍、社交焦虑障碍等一系列精神障碍中都是很普遍的。酒精依赖的发展极易被跟踪记录：短期饮酒可以缓解焦虑、提高社交能力或帮助一些人入睡，但可能逐渐失去控制酒精的能力（框23.3）。

框 23.3 焦虑症和酒精

- 你从何时开始饮酒的？
- 为什么饮酒，你能记得吗？
- 酒精为你带来了什么？
- 当你开始饮酒时，你身处于什么场合？

应始终考虑焦虑症的潜在诊断。再次声明，如果清醒3～4周后症状仍持续存在，通常应该给予治疗（框23.4）。

> **框 23.4　提示焦虑症的指征**
>
> • 严重程度
> • 慢性化程度
> • 自发性（不是由特定因素触发的）
> • 行为转变
> • 功能障碍

六、酒精性幻觉症

这种疾病表现为对外界空间的幻觉（患者描述这些感觉来源于他们的脑外），幻觉往往在意识清醒时出现，且能通过饮酒消除。酒精性幻觉症可能让患者感到消极而恐惧，但对抗精神病药物反应良好，如果进行恰当的治疗会有良好的预后。二级护理评估可能有助于将这些幻觉症与那些更可能是持续性精神障碍的症状相区分。

七、人格障碍

人格障碍患者和外界的联系方式通常是固定不变的，这影响了他们全方位的功能。这些处理和联系问题的方式往往会给患者及其身边的人带来痛苦。

酒精能加剧情绪不稳定性人格障碍患者的冲动，也能使反社会型人格障碍患者的反社会特征更加明显。进而引起自我伤害、试图自杀及针对他人的暴力行为。

如前所述，识别和面谈是关键。心理教育能帮助人们识别人格障碍，并有利于实施相关策略以减少伤害。例如，在饮酒、非法行为和最终惩罚之间建立联系，对识别反社会型人格障碍患者是有帮助的。

人格障碍的诊断本身不能排除在精神病治疗服务之外，且其对心理治疗反应良好。

八、酒精问题问卷

酒精问题问卷不是一种筛查工具，其目的是帮助监测酒精的过度使用。其信度和效度早已被证实。使用问卷有助于患者监测自身的酒精使用量，并检测其酒精应用模式和精神健康。存在一些问题（即消瘦、腹痛、四肢发麻等问题）的患者应该进行更进一步的检测和检查。

紧急情况

如果认为酒精中毒患者有较高的即刻自杀风险，那么应考虑到以下问题：

在医院

• 他们想要离开医院吗？

• 他们有能力做这个决定吗？

• 如果他们没有能力离开，那么他们的最佳选择是什么？

• 如果他们有能力做这个决定，是否考虑了其精神健康状况。

在社区

• 他们是否愿意与他人共处？

• 如果他们不愿意，且处于公共场合，就考虑联系警察，并提醒警察警惕你的顾虑。

九、酒精与《精神卫生法》

根据英国《精神卫生法》，急性酒精中毒是一种精神障碍，患者会被拘留，以接受抗精神障碍治疗。在实践方面，有一种罕见的现象：如果某人严重醉酒，他们很可能没有能力做出去医院就诊的决定。可以根据《精神能力法》规定，以最符合其利益需求的方式对待这些患者。如果患者因长期饮酒出现身体障碍（包括意识障碍），也被纳入《精神卫生法》或《精神能力法》管理的范畴。应寻求精神病学服务机构的专业建议，并将这种情况纳入二级护理服务中。

慢性酒精依赖

然而，应注意《1983年精神卫生法（2007年修订版）》明确提出单一性酒精依赖不是该法中的精神障碍。这就意味不会有人仅仅因为酒精依赖而被拘留治疗。

十、转诊至综合精神疾病服务

如果患者有以下情况，应寻求专业的二级精神评估：

戒酒4周后持续存在抑郁、焦虑等精神障碍症状，且个人健康和他人安全方面存在极高风险。

精神病学方面的生理健康问题评估

每一个收入精神病院的患者都应该经过全面的生理检测，包括以下几个方面：

• 肝病的皮肤红斑
• 神经系统损伤
• 肝功能检查
• 全血细胞计数（MCV升高可能提示长期饮酒）

如果怀疑患者已达到有害性或依赖性饮酒水平，且伴有营养不良或失代偿期肝病，应当给予患者大剂量维生素 B_1（口服），以预防韦尼克脑病。

戒酒4周后精神障碍症状持续存在，且初级护理提供的常规治疗不能缓解这些症状。

在戒酒期间，存在与症状相关的、可能需要开具抗精神病药的风险，或者表现出可能需要按照《精神卫生法》进行精神评估的风险。

戒酒治疗后发现意识障碍，并且患者功能受损。

十一、成瘾精神病学专科服务

全国各地成瘾精神病学专科服务的可获得性、结构和转诊标准均有很大的不同。一般来说，它们适用于：

存在酒精依赖者（AUDIT 问卷得分超过20分，见第六章），以及以下人群：

- 存在与酒精相关的严重生理问题者；
- 有严重的心理问题或人格障碍，饮酒时对自身或他人产生极大危险者；
- 妊娠期女性；
- 与儿童和青少年服务机构确认存在风险的孩子共同生活者。

患有严重人格障碍和心理疾病的人应进行早期诊断，接受二级医疗服务，且需要医疗协调员。

十二、酒精与医院中的精神病科

联络精神病学是指在综合医院内，为其他各科遇到的精神医学问题提供会诊、咨询意见和协助处理。一些有身心障碍的患者，同时在医院接受戒除酒瘾的治疗。如果存在特殊的管理问题，或对潜在的心理健康需求有所担忧，应转诊至联络精神病学服务处（框 23.5）。

框 23.5　酒精专科服务中的综合评估

应包括如下内容：

- 酒精使用 —— 包括摄入、依赖和相关问题
- 旁系家族史
- 生理健康问题
- 认知功能
- 相信有能力改变，并做好心理准备

联络精神病学团队的职能之一是对那些自残或有自杀企图的人进行评估。因这些问题前往医院就诊的常常是醉酒者。精神健康评估可以在患者醉酒时完成，但评估只能告诉我们醉酒者的精神状态。更有用的是在患者"清醒"后出院时，更好地评估他们的心理状态，并使患者参与随访或持续护理计划（框 23.6）。

框23.6　精神医学服务团队的组成

在英国各地普及精神病学服务团队很难实现。有些地方有比其他地区更全面的服务，这取决于人口、需要和提供者。然而，一些共同主题可能会有帮助。

危机处理团队 / 加护团队 / 家庭处理团队

多学科团队通常一周工作7天，为社区居民提供支持、评估和治疗，是患者入住精神病院的替代选择。

社区精神健康团队（care mental health teams，CMHTs）

通常划分成不同的功能组，这些小组也是多学科的，也在社区工作，帮助人们从精神疾病和障碍中康复。

医疗协调员（通常来自 CMHTs）

来自不同背景（包括护理、职业治疗和社会工作）的临床医生，与患者合作，评估他们的需求并制订相应的治疗方案。

延伸阅读

[1]　Department of Health. *Code of Practice Mental Health Act 1983*. London: TSO, 2008.

[2]　Drummond DC. The relationship between alcohol dependence and alcohol-related problems in a clinical population. *British Journal of Addiction* 1990;85(3):357–66.

[3]　Gunnell D, Frankel S. Prevention of suicide: aspirations and evidence. *BMJ* 1994;308:1227–33.

[4]　National Institute for Health and Care Excellence. *Depression in adults: the treatment and management of depression in adults* (NICEguidelines CG90). London: National Institute for Health and Care Excellence, 2009.

[5]　National Institute for Health and Care Excellence. *Alcohol-use disorders: diagnosis, assessment and management of harmful drinking and alcohol dependence* (NICEguidelines CG115).London: National Institute for Health and Care Excellence, 2011.

[6]　National Institute for Health and Care Excellence. *Generalised anxiety disorder and panic disorder* (*with or without agoraphobia*) *in adults: management in primary, secondary and community care* (NICE Guidelines CG113). London: National Institute for Health and Care Excellence, 2011.

第二十四章　其他资源、酒精与医生

Nicola Taylor

概述

1. 有多种可获取的服务与帮助。
2. 这些服务在英国各地差异显著。
3. 了解一或两个关键资源是有益的。

一、引言

英国各地有大量提供支持、咨询意见和建议的机构。其中很多是地区性的，可通过互联网搜索或联系当地药物滥用精神疾病服务组织找到。所有卫生专业人员都应能充当当地医疗服务信息的路标。下文列出了一些最有用的机构。

还有一些提供不同接受标准和治疗模式的居住方案。比较零碎，但可以归纳为三组：

（一）以戒酒为基础的居住照顾

这些房子提供了无酒精环境。过去它们被称作"干房"。通常会在戒酒方面提供一系列咨询、社会关怀和实际帮助。

（二）为持续饮酒者提供的房屋

它们被称作"湿房"：是尚未准备好或不能完全停止饮酒者居住的地方。他们的目的是尽其所能改善居民健康状况并使饮酒者加入合适的服务项目。

（三）治疗性社区

治疗性社区适用于那些存在多种问题的人。治疗性社区强调工作、生活在一起，全体工作人员和社区成员之间存在一定的联系，并提供协作、反馈的环境。

（四）一个特殊的群体：无家可归的人

在一些人，无家可归和有害饮酒或酒精依赖，是一种恶性循环。40%无家可归的酗酒者认为，缺乏稳定的住所阻碍了他们就酒精引起的问题寻求帮助。与此同时，不难看出过量饮酒是如何导致失业、负债和无家可归的。这是一个公共卫生悲剧：无家可归者中男性的平均死亡年龄为47岁，女性为43岁。其中1/3可以归因于酒精和药物滥用。

无家可归者寻求帮助解决其饮酒问题的选择更少。一些应急住房和居住项目的接收标准强调稳定住所，将这个弱势群体排除在外。

前几章阐述的原则是正确的，但它们可能需要用不同的方法来实施。如果患者不使用手机或电脑，那么向他们提供相关的热线服务电话或网站信息将是毫无意义的。地方流浪者卫生保健中心可以成为联络和获得信息的地点。其详细信息通常可以在议会网站上找到。

尽管你的患者不能使用电脑，但这不意味着你也不使用电脑。你可以打印地图、公交车时间表或其他任何有用的东西，确保你的患者可以看懂，并将这些物品送给他们。

二、联系方式

有些组织可以在整个康复过程中（从首次发现某人存在问题的迹象，到戒酒数十年）提供帮助和支持。可以从皇家精神病学院网站获取最新信息。

（一）Drinkline——全国酒精求助热线

0800 917 8282—（英格兰和威尔士，周一至周五，9∶00—23∶00）Drinkline提供免费、保密的信息，并提供饮酒方面的建议。

（二）匿名戒酒互助社（Alcoholics Anonymous）

热线：0845 769 7555；电子邮箱：helpline@alcoholics-anonymous.org.uk

这是英国匿名戒酒互助社（AA）的详细联系方式，网站上有一个测试，可用于确定AA组织是否适用于酗酒者个体，网站还有关于AA和酒精中毒的常见问题模块。

（三）英国和爱尔兰家庭互助会（Al-Anon Familygroups UK and Eire）

热线：020 7403 0888（10∶00—22∶00，全年365天）；电子邮箱：enquiries@al-anonuk.org.uk

这是酗酒者的朋友和家人支持团队，包括常见问题、宣传小册子和其他文献及在英国集会的其他信息。

（四）酒精关注（Alcohol Concern）

电话：020 7928 7377；电子邮箱：contact@alcoholconcern.org.uk

该组织提供一系列有关酒精中毒的信息和文章。包括18篇含有丰富信息的优质实况报道，可能是酒精和法律专业人员最为有用的搜索引擎，也是一份酒精相关链接优质清单。

（五）苏格兰酒精焦点（Alcohol Focus Scotland）

电话：0141 572 6700；电子邮箱：enquiries@alcohol-focus-scotland.org.uk

这是苏格兰酒精相关问题志愿者组织。提供关于酒精的信息，包括法律问题、常见问题和安全饮酒的相关提示。

（六）抑郁症患者联盟

电话：084 5123 2320；电子邮箱：information@depressionalliance.org

该组织可以为抑郁症患者和想帮助他们的亲人、朋友提供信息、支持和理解。它是一个自助团体，提供抑郁症的相关信息，并提高人们对抑郁症的关注。

（七）Giveupdrinking.co.uk

戒掉啤酒的50种方法。

如果你认为自己饮酒过多，或认为酒精将对你的生活产生有害影响，那么这个网站将对你有所帮助。

三、酒精与医生

概述

1. 有害饮酒在医护专业人员中很普遍。
2. 酒精在医生群体会造成特定问题，并有职业性影响。
3. 有丰富的建议和支持的资源。

（一）引言

如何定义某人有饮酒问题？

例如，比医生饮酒多的人。

这个老笑话强调了医生们在饮酒方面遇到的一些困难。无论是在过去还是现在，在大学及培训早期，我们中的大多数人都认为过度饮酒从文化角度而言是正常的。"公司"对人才培养提供的支持越来越少、混乱的工作方式及逐渐增加的工作压力都会导致医生饮酒量不断增加，以此作为上述问题的一种应对方式。

由于许多医生的"天性"——有目标、上进心强、追求完美——当医生无法实现理想时，生活可能较为困难——这时候酒精就成了一种极易获得的药物。有时候医生很难把他们自己的饮酒量和患者的饮酒量同等看待，但无论是喝了一瓶里奥哈葡萄酒还是一瓶超市买的伏特加，摄入大量酒精都是有害的。

不论从事何种职业，与酒精依赖相关的羞耻感都使人们很难承认自己有此问题。那些存在酒精和其他物质滥用问题的医生和牙医，有专业的团队和咨询机构帮助他们，其中包括专业的匿名戒酒互助社。如果我们自己发现并解决问题，而不是坐等临床工作出现问题，那么监管机构更愿意予以支持。

（二）酒精和同事

如果医生怀疑某个同事把患者的安全置于危险之中，那么其有义务报道这件事。如果风险因饮酒产生，这是正确的。明智的做法是，让你的同事有机会在第一时间解决问题，但患者的安全受到威胁，则必须告知患者或职业卫生部门。

如果存在有害饮酒或酒精依赖（存在酒精问题）的医疗专业人员是你的患者，应再次鼓励他们联系他们的雇主或职业卫生部门。如果他们拒绝这样做，那么保密原则就不是绝对的了，为了公共利益的考虑，可以不遵守保密原则。

俗话说，医不治己。当涉及酒精问题时，对任何人而言，第一举措都是：诚实、勇敢，并向你的全科医生和酒精支持服务机构寻求帮助。

也请记住，如果这对于你来说很难，那对于你的患者来说，这同样很难（框24.1）。

> **框24.1　酒精和医学生**
>
> 　　医学生因其所处的社会地位，而有与他人不同的行为标准要求。医学总会规定了这些行为标准，并发布了明确的指南。医学生不能像其他学生那样行事，否则会对他们的医疗事业产生长期影响。

（三）医生支持网络（The Doctors Support Network）

这是一个具有保密性的支持网络，医生为那些有精神健康问题的医疗工作者提供帮助。

www.dsn.org.uk/about.html

（四）患病医生基金会（The Sick Doctors Trust）

这是一个具有保密性的组织，为存在不同程度酒精和药物滥用的医生和医学生提供帮助。

www.sick-doctors-trust.co.uk

（五）英国医生和牙医团队（British Doctors and Dentists Group）

为想要或正在从酒精和药物成瘾中康复的医生、牙医和医学生成立。

www.bddg.org

（六）放下酒杯（Down Your Drink）

由伦敦大学医学院建立。

www.downyourdrink.org.uk

电子邮件：info@bddg.org

延伸阅读

[1]　Crisis. *Homelessness: a silent killer*. Crisis, 2011. www.crisis.org.uk (accessed 18 September 2014).

[2]　General Medical Council. *Good medical practice*. GMC, 2013. www.gmc-uk.org/guidance/index.asp (accessed 18 September 2014).

[3]　General Medical Council. *Medical students: professional values and fitness to practise*. GMC, 2013. www.gmc-uk.org/education/undergraduate/professional_behaviour.asp (accessed 18 September 2014).

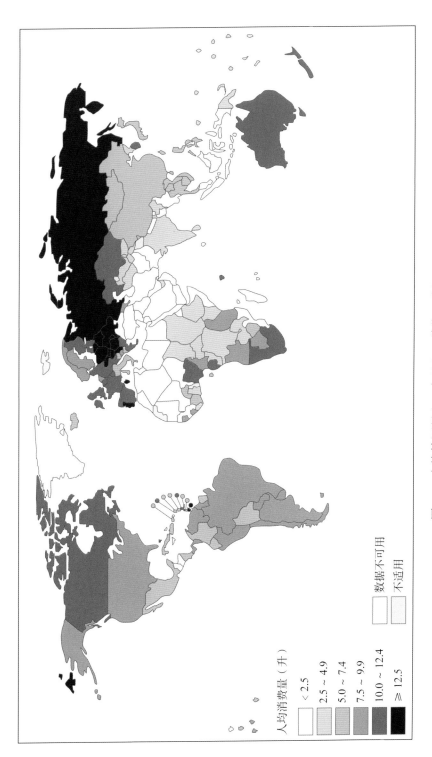

图 1.2　人均饮酒量（15 岁以上；单位：升），2010

来源：WHO（2014），经 WHO 许可转载。

人均消费量（升）

<2.5

2.5 ~ 4.9

5.0 ~ 7.4

7.5 ~ 9.9

10.0 ~ 12.4

≥ 12.5

数据不可用

不适用

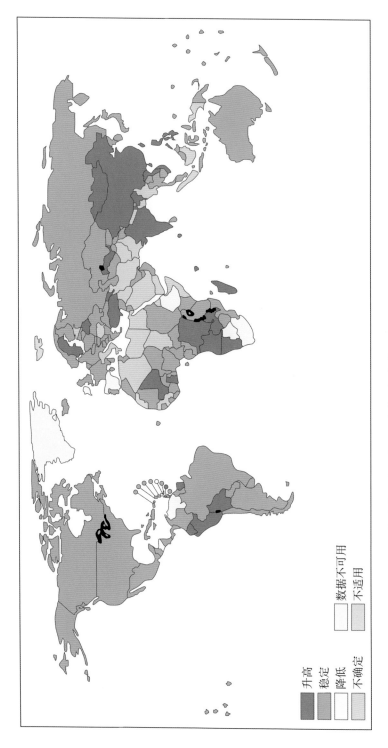

图1.4 人均酒精消费量（15岁以上）的5年变化，2006—2010

来源：WHO（2014），经WHO许可转载。

升高
稳定
降低
不确定

数据不可用
不适用

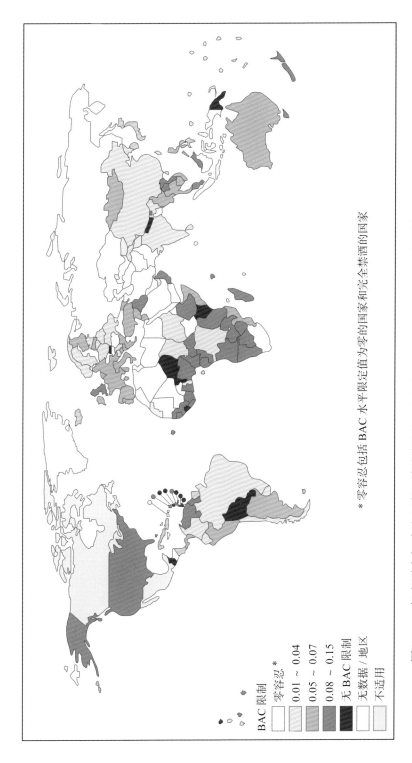

BAC 限制
- 零容忍 *
- 0.01 ~ 0.04
- 0.05 ~ 0.07
- 0.08 ~ 0.15
- 无 BAC 限制
- 无数据／地区
- 不适用

* 零容忍包括 BAC 水平限定值为零的国家和完全禁酒的国家

图 2.2 一般人群中驾驶员血液酒精浓度（blood alcohol concentration，BAC）限制，2012

来源：WHO（2014），经 WHO 许可转载。

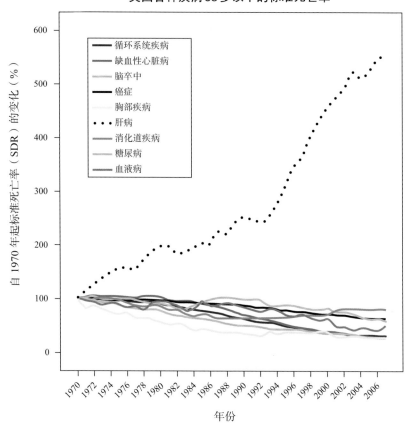

图11.1 与其他死亡率下降的常见疾病相比，肝病相关性死亡急剧上升（主要是由于酒精），细节如图所示

来源：British Society of Gastroenterology（2010）。经 British Society of Gastroenterology 许可转载。

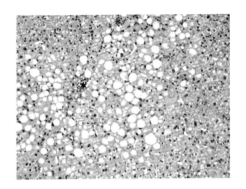

图 11.4　酒精相关性脂肪变性。肝细胞内可见大、小脂肪滴（大囊泡和小囊泡），变性
最严重的部位靠近中央静脉（星号）

来源：Theise（2013）。经 John Wiley & Sons 许可转载。

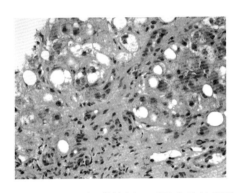

图 11.5　酒精相关性脂肪性肝炎的组织学特征。可见大泡性脂肪变性、Mallory 小体、
肝细胞气球样变性与炎症反应（主要为中性粒细胞和淋巴细胞浸润）

来源：Dr Behrang Mozayani，Consultant Histopathologist，North Bristol NHS Trust。

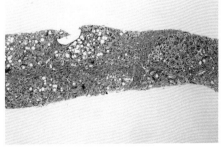

图 11.6　酒精相关性肝硬化（马松三色染色）。纤维束（蓝色）将肝脏分割为小而规则
的再生性结节（小结节型肝硬化），也可见脂肪变性

来源：Ed Uthman，Houston，TX，USA。

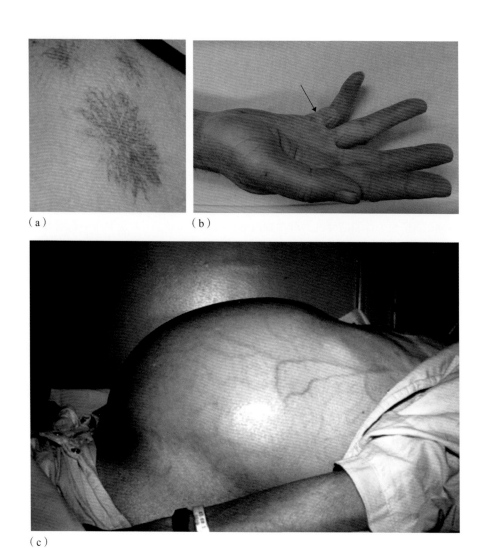

（a）　　　　　　　（b）

（c）

图11.7　酒精性肝硬化的特征性阳性体征。（a）巨大的皮肤蜘蛛痣，由中央小动脉和从中央辐射状发出的小血管组成（轻压中央区域可变苍白）。正常健康人的上腔静脉分布区域可见少许蜘蛛痣（通常少于6个），妊娠期间可增多。其他部位的蜘蛛痣（如本例出现在腹壁）应引起临床医师对慢性肝病的警觉。（来源：Fred HL, van Dijk HA. Images of Memorable Cases: Case 114. 可见于 http://cnx.org/content/ m14900/1.3/。）（b）掌腱膜挛缩导致掌筋膜改变，环指、小指屈曲。这一表现与慢性肝病有关（主要是酒精相关），但也可为特发性，或与体力劳动／创伤有关。图片由 James Heilman，MD 提供。（c）大量腹水 ——需要引流（穿刺抽液）的严重腹水

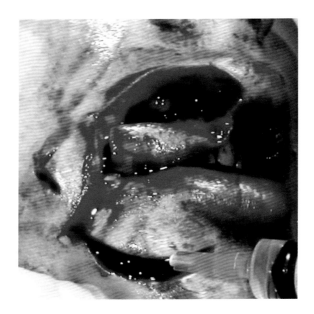

图12.2　85%的酒精相关性袭击受害者遭受面部损伤，而57%单一损伤发生在面部：
右侧唇撕裂

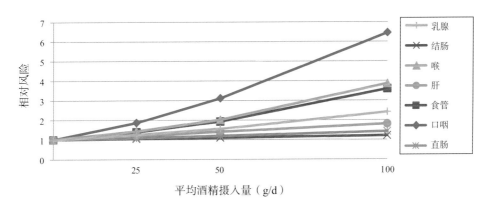

图15.3　癌症患病风险随酒精摄入量的增加而上升
来源：Corrao et al.（2004）。

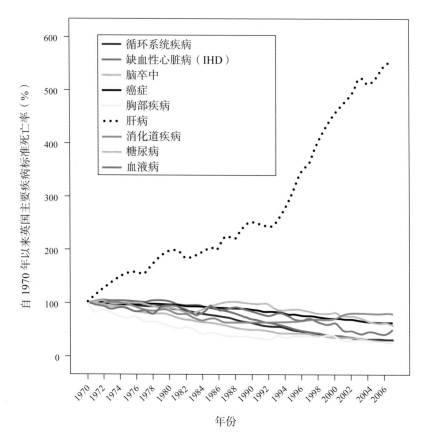

图 19.1 自 1970 年以来英国主要疾病标准死亡率的变化趋势。数据来自世界卫生组织全民健康数据库。1970 年死亡率标准化为 100%。由 Nick Sheron 博士提供

来源：Moriarty et al.（2010）。经 British Society of Gastroenterology 许可转载。